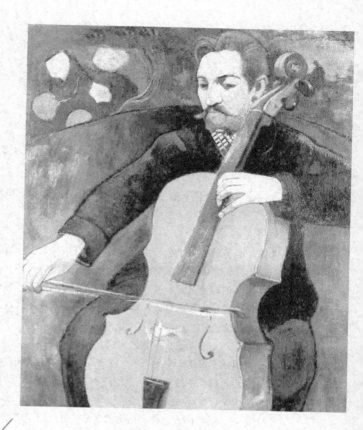

THE
INSTINCT
TO HEAL
Curing Depression,
Anxiety,
and Stress Without
Drugs And Without
Talk Therapy

自愈的本能

抑郁、焦虑和情绪压力的七大自然疗法

[法] 大卫·塞尔旺－施莱伯（David Servan-Schreiber）◎ 著

曾琦 ◎ 译

人民邮电出版社
北　京

图书在版编目（CIP）数据

自愈的本能：抑郁、焦虑和情绪压力的七大自然疗法 /（法）大卫·塞尔旺－施莱伯著；曾琦译. -- 北京：人民邮电出版社，2017.5
ISBN 978-7-115-45305-1

Ⅰ. ①自… Ⅱ. ①大… ②曾… Ⅲ. ①精神疗法—自然疗法 Ⅳ. ①R749.055

中国版本图书馆CIP数据核字（2017）第056283号

内 容 提 要

数以百万计的人都在尝试通过药物治疗或谈话治疗缓解抑郁症、焦虑症等慢性疾病，但最近的科学研究证明某些替代疗法具有更好的治愈效果。精神病学家和神经科学家大卫·塞尔旺—施莱伯博士认为，只有在情感脑与认知脑处于平衡状态时抑郁、焦虑和压力才会得到缓解。作者进一步强调身体与情感脑之间存在直接的联系，改善人们的身体状况是获得情绪自愈的有效途径。

作者在本书中结合大量真实案例，提出了替代传统治疗方法的七种自然治愈的方法，每种方法都得到了科学研究的证实。本书旨在使人们发掘并唤醒内在的自愈本能，调控自己的情绪，向读者提供通过自我治疗，消除抑郁、焦虑和压力的自然疗愈方法。这些疗法能对患者产生更快速、更有效的治愈效果。

若你正深陷抑郁、焦虑和压力的苦恼，并且已经厌倦依赖药物与谈话治疗，相信这七种自然治愈方法能够使你释放与生俱来的自愈本能，调节自己的身心，重拾对生活的信心。

◆ 著 【法】大卫·塞尔旺－施莱伯（David Servan-Schreiber）
　　译　　曾　琦
　　责任编辑　贾淑艳
　　执行编辑　曹延延
　　责任印制　焦志炜

◆ 人民邮电出版社出版发行　　北京市丰台区成寿寺路 11 号
　邮编 100164　电子邮件 315@ptpress.com.cn
　网址 http://www.ptpress.com.cn
　北京虎彩文化传播有限公司印刷

◆ 开本：700×1000　1/16
　印张：15　　　　　　　　　　　2017 年 5 月第 1 版
　字数：130 千字　　　　　　　　2024 年 11 月北京第 34 次印刷
　　　　著作权合同登记号　图字：01-2016-1191 号

定　价：55.00 元
读者服务热线：（010）81055656　印装质量热线：（010）81055316
反盗版热线：（010）81055315
广告经营许可证：京东市监广登字 20170147 号

对《自愈的本能》的赞美

　　科学家和医生大卫·塞尔旺－施莱伯的《自愈的本能》妙不可言，它能帮助我们的情感脑（emotional brain）和理性脑（rational brain）和谐相处。基于对人脑运作的透彻理解与神经心理学领域各方向的最新知识，以及作者本身多年的临床和研究的经验，他在如何使人们改善生活方面提出了宝贵的建议。本书符合读者期待，蕴含深刻知识，浅显易懂且便于读者阅读。

　　——米哈里·契克森米哈（Mihaly Csikszentmihalyi）博士，
著有畅销书《心流》（*Flow*）、《青春期》（*Being Adolescent*）、
《发展中的自我》（*The Evolving Self*）和《创造力》（*Creativity*）

　　为什么《自愈的本能》获得了如此巨大的成功？因为人们渴望找到新方法面对社会环境中的压力给他们带来的伤害和痛苦，因为这位接受传统医学训练却敢于打破常规思考的精神病学家在本书中介绍的那些非传统疗法可能会奏效，人们从中看到了希望。

　　——安东尼奥·达马西奥（Antonio Damasio）博士，
著有《寻找斯宾诺莎》（*Looking For Spinoza*）、《知觉的世界》
（*The Feeling of What Happens*）和《笛卡尔的错误》（*Descartes' Error*）

塞尔旺－施莱伯的这本书着实令人惊喜，它跳出了传统精神病学的框架，将当代神经科学研究与作者本人对情感脑治愈本能的深入理解结合在一起。他向我们证明了，情感脑能够被"重新编程"，适应当下，而非总是被痛苦的往事缠绕，无法脱身。在本书中，他告诉我们，要想得到治愈，不要单单依靠从语言和理解入手的传统疗法，而要通过直接改变身体感受来直接影响情感脑。

——贝塞尔·范·德·科克（Bessel Van Der Kolk）博士，
波士顿大学医学院精神病学教授

《自愈的本能》引人入胜而且可读性极高，在如何缓解压力、焦虑和抑郁方面给出了具体的建议。塞尔旺－施莱伯的建议来源于权威科学期刊以及多年的临床和科学经验。他对病人的描述以及那读来亲切平实的叙事风格，帮助读者更好地理解了文中引用的科学研究。

——临床心理学家罗宾·S. 罗森伯格（Robin S. Rosenberg）博士，
与人合著有《心理学：大脑、人和世界》（*Psychology: The Brain, The Person, The World*）

《自愈的本能》让我们了解，每个人体内都有治愈疾病的潜能，真是激动人心，而且这种潜能是与生俱来的，不依赖药物、手术或高科技手段。

——赖瑞·达西（Larry Dossey）博士，
著有畅销书《超越身体的治疗》（*Healing Beyond The Body*）、
《重塑医学》（*Reinventing Medicine*）和《治疗之语》（*Healing Words*）

大卫过去经常谈起那些伟大的大师，比如埃里克森（Erikson）。这些大师不仅才智超群、魅力非凡，而且关爱他人，大卫总是对此钦佩不已。我十分理解大卫的感觉，因为我也幸运地在年轻的他的身上看到了这些大师的影子。

——乔纳森·D. 科恩（Jonathan D.Cohen）博士，
普林斯顿大学心理、大脑和行为研究中心主任

献　给

献给匹兹堡大学长老会—莎迪赛德医院（Presbyterian-Shadyside Hospital of the University of Pittsburgh）的所有住院医生。

为了有资格当他们的老师，我不得不再次学习我以为已经掌握了的所有知识。借此，我想将此书献给全世界所有的医生和治疗师，他们抱着对人类的好奇和治疗的热情燃烧着自己的生命。

声　明

　　"治愈"（本书中文书名将"治愈"和自我本能结合，使用了中文化的"自愈"一词）是一个充满力量的词。一个医生选这样的词当作一本关于压力、焦虑以及抑郁之书的标题，不会显得有些自负吗？我对此思考了很久。

　　对我而言，"治愈"意味着病人已经摆脱了初次向心理医生咨询时的痛苦并且不再复发。就像我们用抗生素治疗感染一样，当我开始实践本书中的疗法时看到了相同的效果，一些科学研究也证明了这一点。

　　本书中的观点很大程度上受到了安东尼奥·达马西奥（Antonio Damasio）、丹尼尔·格尔曼（Daniel Goleman）、汤姆·刘易斯（Tom Lewis）、迪安·欧宁胥（Dean Ornish）、安德鲁·威尔（Andrew Weil）、尤迪特·海尔曼（Judith Hermann）、贝塞尔·范·德·科克（Bessel van der Kolk）、乔·勒杜（Joe LeDoux）、米哈里·契克森米哈（Mihaly Csikszentmihalyi）、斯考特·夏恩（Scott Shannon）及其他很多医生和研究者的启发。这些年来，我们一同参与了许多会议，我和同事们交谈并且与他们阅读同样的科学文献。当然，在他们的著作中存在着许多和本书重合的地方，如相同的引用出处以及相似的观点。由于他们的著作已经得到出版，因此我有幸能够借用他们的才华，将那些科学观点用简单易懂的语言表达出来。我想在这里感谢他们，因为我从他们的著作中借鉴了许多，并被激发着在本书中写下了那些美妙的想法。当然，本书中他们可能不完全同意的观点则完全出自我手。

　　除去一些在科学文献中描述和引用的病例，本书中所有病例都来源于我本人的临床经验。当然，为遵守保密原则，病人的名字和所有身份信息都做了更改。为了加强作品的文学性，在一些病例中我将两个不同病人的临床特征融合进一个故事当中。

目　录

第三章　心和它的理性 / 29

当情感脑处于紊乱状态时，心脏也会患病，情感脑和心脏是相互作用的。本章重点介绍了心脑系统的运转模式及能够帮助我们达到心脑和谐状态的方法——心率协调。

第四章　心脑协调地活着 / 47

心率协调的练习集结了在瑜伽、正念、冥想和放松中实用的传统技术。本章详述了进行心率协调训练的具体方法、其所能带来的裨益，以及有情绪障碍的患者通过这一方法身心得到有效调节的真实案例。

第五章 眼动脱敏与再加工：大脑的自愈机制

创伤性事件会使大脑产生几乎无法泯灭的伤痕，进而使认知脑和情感脑彼此失去联系。眼动运动疗法（EMDR）能够刺激患者产生与目标创伤有关的所有联想，进而更快地与储存当前信息的认知网络关联起来，最终达到治愈的效果。

第六章 实践中的 EMDR

经实验证明，EMDR 对创伤后应激障碍的疗效是现存所有疗法中最出众的。在本章的案例中，曾遭受战争迫害而产生心理问题的孩子、极度自卑的护士都通过 EMDR 的治疗情绪得到调节，达到了治愈的效果。

第七章 光的能量：重置生物钟

光会影响我们的欲望和生理功能，日出仿真器正是运用了这一原理，它模拟大自然的日出，在不同时刻发出不同亮度的光，我们的情感脑会经这种光信号刺激后自然醒来，从而改变身体的节奏，帮助我们达到身心平衡状态。

第八章　气的力量：针灸直接影响情感脑 / 99

针灸几乎算得上是地球上最古老的医术，针灸能够直接影响情感脑，调节我们体内的能量，治愈抑郁。然而，针灸的功效远不止于此。本章将详述针灸的原理及其对大脑的影响机制。

第九章　饮食革命：ω-3 脂肪酸供应情感脑 / 111

通过饮食长期摄取 ω-3 脂肪酸，会帮助我们产生积极情绪与正能量，患抑郁、焦虑的几率会大大下降。本章将揭示 ω-3 脂肪酸对人体发挥的作用，揭秘富含 ω-3 脂肪酸的食物，以及正确摄取 ω-3 脂肪酸的方法。

第十章　百忧解还是运动鞋 / 131

百忧解（一种抗抑郁药）的确能缓解抑郁，但患者对其产生的依赖性会与日俱增，并且会产生一些副作用。科学证明，锻炼对焦虑疗效更显著。本章将通过多个案例证明运动对患者的显著疗效，传授轻松地进行锻炼的秘诀。

第十一章　爱是生理需求

我们需要爱和友情，缺乏关爱会使我们陷入焦虑和抑郁当中无法自拔。这种爱取决于我们所有情感联结的质量，不仅限于伴侣之爱，还有我们与父母、兄弟姐妹、朋友和动物的情感联结。

第十二章　加强情感沟通

有效地控制我们的人际关系是提升情感联结的关键。本章提出的六个要点提词卡将帮助我们解决同他人产生的矛盾，加深与他人的关系，与他人建立牢固的情感联结。

第十三章　用心倾听 / 179

本章提出的"给心脏洗个澡"（BATHE）的方法能够帮助我们成功地与他人进行情感交流，这能使我们的情感脑由此逐渐发展，在需要时控制我们的情绪。

第十四章　更大的联结 / 193

经历坠机事故的飞行员与身陷抑郁的老人皆通过与他人的联结渡过了生命中的难关，证明我们需要亲密稳定的人际关系，以及与社会的牢固联系，只有如此，我们的生理机能才会进入协调状态。

第十五章　开始 / 201

焦虑和抑郁都是慢性疾病，只有采用多种方法协同合作才能改变这种长时间潜藏于体内的疾病。本章将介绍一些规则来帮助每一位患者选择最好的协同疗法，以彻底消除疾病。

第一章

一种新的情绪药

怀疑一切和相信一切都同样使我们懒于思考。

——亨利·庞加莱（Henri Poincare）

《科学与假设》（*Science and Hypotheses*）

每个人的人生都是独特的，也都是艰难的。我们常诧异于自身对他人的嫉妒。

"要是我像玛丽莲·梦露那样美丽就好了。"

"要是我是摇滚明星就好了。"

"要是我能有欧内斯特·海明威那样的冒险经历就好了。"

如果我们变成了其他人，就不会再受自己日常烦恼的折磨了。这话挺在理，可是我们还会有其他烦恼——那些人的烦恼！

玛丽莲·梦露可能是当时最性感、最有名，也最令人梦寐以求的女人了。然而，她依旧孤独，她借酒消愁，并最终由于过度服用巴比妥酸盐（barbiturate）而去世。摇滚乐队——涅槃乐队（Nirvana）的领唱科特·柯本（Kurt Cobain）在出道几年之内就成了巨星，可是不到三十岁便自杀身亡。海明威纵然诺奖加身，生活波澜壮阔，却依旧沉浸在生存的空虚中无法自拔，也自杀离世。不论是才能、荣耀、权力、财富还是世人的艳羡之情，都无法从本质上减少生活的艰难。

可是，有些人依旧看上去活得悠然自得。他们认为生命是慷慨的，能够与周围的人融洽相处并且享受日常生活的点滴愉悦——三餐、睡眠、工作和人际关系。他们并非异教徒，也不持有某种特别的宗教信仰。他们的国籍各不相同。他们中有富人也有穷人，有人已有家室，有人孑然一身，有人天赋异禀，有人只是凡夫俗子。他们所有人都经历过失败，也有过沮丧失望或万念俱灰的时候。所有人都曾受生活之苦。但总的来说，这些人似乎能更好地克服困难。他们似乎有种特殊能力，能够熬过不幸并且赋予生活意义，就好像他们更善于与自己、他人和谐相处，也更善于轻松地对待生命中的种种选择。

他们为何会如此坚韧不拔？要怎样才能培养出能轻松提升幸福感的习性？过去的二十年里，我不仅在美国、加拿大和法国的重点大学里研究实践医学，而且还和各国的医生一同探讨。期间，我发现了一些能够帮助人们获得幸福的要诀。令我惊讶的是，它们不是我在大学学到的方法，也不涉及药物治疗和常见的谈话疗法。

▎转折点 ▎

我并非轻易便得出了这个结论，认同了这种新型医疗方式。最初，我以一名纯科学家的身份开始了我的医学生涯。从医学院毕业后，我离开了医学界五年，学习产生思想和情感的神经元在神经网络中的排列方法。我在卡内基梅隆大学攻读认知神经科学，并受赫伯特·西蒙（Herbert Simon）博士和詹姆斯·麦克莱兰（James McClelland）博士的指导。赫伯特·西蒙博士是少数曾获得诺贝尔奖的心理学家，而詹姆斯·麦克莱兰博士则是现代神经网络理论的创始人之一。我的博士论文的主要成果发表于权威学术期刊《科学》（Science）上，每名科学家都渴望能在这本期刊上看到自己的论文。

在严谨的科学领域受训后，重返临床世界并完成精神病学医师的实习对我来说颇为困难。和病人打交道似乎显得太放松、太简单了。临床工作和我习惯的运用精确数据进行精准计算鲜有相同之处。然而，我宽慰自己，我是在堪称美国最务实和重视研究的匹兹堡大学精神病学系学习如何治疗患者。匹兹堡大学精神病学系是医学院中受到联邦政府研究资助经费最多的科室，甚至超过了享有盛誉的器官移植外科。我们有点狂傲地认为自己是"临床科学家"。

不久之后，我从美国国立卫生研究院和私人基金会得到了足够的拨款，创立了自己的实验室。未来似乎一片光明，我对前沿知识和研究的好奇心似乎也会得到满足。可是，很快我就经历了数件足以颠覆我医学观点并且改变我职业生涯的事情。

在回法国访亲探友期间，我的一位童年密友告诉了我她从严重抑郁中康复的经历。她拒绝服用医生的处方药，转而寻求治疗师（用自然的力量而不是药物治疗的人）的护理。她采用了冥想放松分娩法（sophrology），该疗法需要患者深度放松并重新体验久远而被埋葬的情感。接受治疗后她"状态良好得不正常"，不仅从抑郁中走了出来，还摆脱了三十年来重压在心头的丧父之痛，从六岁父亲逝世时她便默默忍受着这巨大的悲痛。

我的朋友全身的能量焕然一新，获得了一种全新的轻松感，并且找到了明确的目标，这与接受治疗前的她截然不同。在为她高兴的同时，我却震惊不已，对自己深感失望。我研究人的思想和大脑多年，在学习科学心理学和精神病学期间接受过大量的训练，却从未见过如此彻底的成功，也从没有人向我展示过这些治疗方法。事实上，曾有人极力劝阻我不要研究这些传统疗法，就好像它们是江湖骗术一样。研究它们会让我有失医生的正统身份，我甚至都不应对其产生好奇心。距今为止，我的朋友通过这种疗法取得的成功远超我十分了解并且期待很高的精神药物治疗以及传统谈话疗法。

如果她来找我，我可能不会对她采用那种非常规疗法，她也就很可能不会得到相同程度的精神康复。在这么多年的训练后，如果我不能帮助我真正在乎的人，我的所学又有什么价值呢？在接下来的日子里，我学着开拓思维，同时也敞开心胸，接受不同却往往更有效的疗法。

本书中描述的七种自然疗法都利用了人的心理和大脑针对抑郁、焦虑和压抑的自愈机制。这七种疗法都经过了实证研究，论证它们优点的科研成果也都刊登在权威的科学期刊上。由于鲜有人理解它们运作的机制，这些疗法很大程度上被排除在医学和精神病学主流之外。传统医学应该合理地探寻治疗是如何产生实际疗效的，相比之下，仅仅因为我们不理解某些疗法运作的原因，就排除这些已经被证实有效且安全的方法是不合理的。现在人们对此类疗法的需求已大到无法被忽视，而且我们也有充足的理由探寻更加开放的疗法。

▌现状堪忧▌

与压力有关的精神疾病（包括抑郁和焦虑）在我们的社会中很常见。看看下列令人警醒的数字：临床研究表明，50%~75%的人看病主要是由压力造成的，而且就死亡率而言，压力对生命构成的威胁比烟草还大。事实上，美国最常用的药物中有五分之四（抗抑郁剂、镇静剂、安眠药、针对胃烧灼和胃溃疡的抗酸剂，以及针对高血压的药物）都是用于解决由压力直接导致的问题。1999年，美国销量最高的药物中有三种是抗抑郁剂：百忧解（Prozac）、帕罗西汀（Paxil）及左洛复（Zoloft）。事实上，据估计八分之一的美国人都曾服用过抗抑郁剂，且他们中几乎一半的人用药时间超过了一年。

虽然受压力、焦虑和抑郁折磨的人日益增多，但是患者却对心理治疗中的两大传统支柱疗法，即谈话疗法和药物治疗存在疑虑。在1997年，哈佛大学的研究就表明，大多数患此类疾病的美国人比起传统的心理疗法或药物，更倾向于选择非传统和补充性的疗法。

心理分析的成功率正在下降。已经统治了精神病学三十年的心理分析正在丧失它的可信度，因为它的疗效没有得到充分的证明。如果我们生活在少数幸存下来的心理分析堡垒——纽约，我们可能会遇见一些从心理分析治疗中受益匪浅的人，但是也有很多人长年坐在心理分析师的沙发上接受治疗，病情却毫无改善。

现在最常见的心理治疗方式是认知行为疗法。它的记录堪称辉煌，大量研究表明该疗法在治疗包括抑郁和强迫症（obsessive compulsive disorder）在内的各种疾病上都有显著疗效。那些学会控制自己的想法和系统地审视自己的猜想和信念的病人，明显比其他病人表现得更好。然而，很多病人反映，认知行为疗法通常只关注当下的想法和行为，却不能顾及到他们生活的其他方面，包括最重要的身体。

除心理治疗外，医生们还使用"生物精神病学疗法"（biological psychiatry）。这种现代的精神病疗法以采用精神药物治疗为主，比如百忧解、左洛复、帕罗西汀、佳静安定（Xanax）、锂盐（lithium）及奥氮平（Zyprexa）等。精神药物几乎完全主导了日常的生理精神治疗，而已被证明有一定疗效的谈话疗法却使用较少。医生开药已经变成了一种常见的条件反射性行为：如果患者在医生面前哭泣，医生几乎一定会开抗抑郁剂。

精神药物的疗效令人难以置信。它们对病情的改善极为明显，一些心理学家称他们的病人在服药后性情大变，就像彼得·克莱默（Peter Kramer）在著名的《倾听百忧解》（Listening to Prozac）里写的一样。和其他医生一样，我也经常开精神药物，特别是针对严重的心理疾病。我认为精神药物的发明是 20 世纪医学界最重大的事件之一。但是，治疗中断后药物的疗效通常也会停止，而且大量病人的病情会复发。比方说，哈佛大学一个专攻药物治疗的小组曾进行过详尽的研究调查，他们发现当病人停止服用抗抑郁剂后，几乎一半的人在一年内抑郁症复发。显而易见，抗焦虑剂和抗抑郁剂治疗心理疾病和抗生素治疗感染的效果并不相同，因此服用精神药物，即使是疗效最显著的药物，对于恢复心理健康来说都绝非良策。病人对此心知肚明，所以不愿通过服药来解决生活中的常见难题，不论是挚爱之人离世带来的巨大痛苦，还是职场压力促成的小困扰。

▎一种不同的方法 ▎

如今，不同于传统谈话疗法和药物疗法的新型心理治疗疗法在世界各地兴起。我们花费了五年时间在匹兹堡大学莎迪赛德医院研究如何运用自然疗法减轻抑郁、焦虑和压力。该疗法主要依赖于身体自然的恢复机制，而非语言或药物。

我们研究成果的主要猜想归纳如下：

- 人脑内部存在着情感脑，真正的"脑中脑"。这个第二大脑的结构和第一大脑不同，它的细胞组织不同，生物化学属性甚至都不同于大脑新皮层（neocortex，大脑最发达的部位，也是语言和思维的控制中枢）的其余部分。某种程度上，情感脑的运作独立于大脑新皮层这个"高级"脑。实际上，人们在说话和认知时对情感脑的使用是有限的。

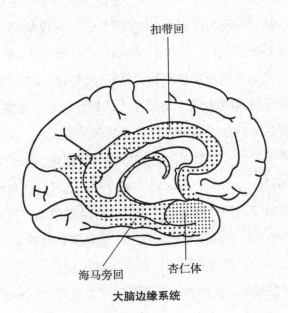

大脑边缘系统

- 情感脑位于大脑中央。所有哺乳动物的所谓"边缘叶"结构都一样，由一块神经组织构成。与构成控制语言和抽象思维的"认知"皮层脑（cortical "cognitive" brain）的组织不同，边缘叶结构支配情绪并控制本能行为。情感脑的深处是杏仁体，由一组产生恐惧情绪反应的神经元构成。

- 情感脑不仅对心理健康全盘负责，而且很大程度上也控制着生理健康，受其控制的有心脏、血压、荷尔蒙、消化系统甚至还有免疫系统。

- 情感脑机能障碍（dysfunctions）会导致情绪混乱。很多人的机能障碍是源于过去的痛苦经历，这些经历虽然和现在没有关系，却仍旧控制着他们的行为。

- 治疗的主要任务是对情感脑"重新编程"，使它适应当下而不是继续对过去的经历做出反应。因此，通过身体治疗直接影响情感脑的方法通常比完全依赖于语言和逻辑的方法更加有效，因为情感脑对语言和逻辑的接受程度更小。

- 情感脑拥有自愈的天然机制："自愈本能"。情感脑拥有与生俱来的维持心理平静和健康的能力，与身体其他自愈机制相似，比如伤口结疤。

下述自然疗法能在几乎不涉及语言的情况下直接影响情感脑。虽然许多类似的疗法都受到过推荐，但在本书中我只选取了那些我使用过的或是推荐给同事的疗法，因为它们已经获得了科学界足够的关注。接下来的每一章都会描述一种疗法，接受这些治疗的患者的人生都发生了巨大的变化。我还会阐明每种疗法受到科学评定的程度。一些近期疗法包括"眼动脱敏与再加工"（EMDR）、心率协调训练（heart rate coherence training），甚至通过仿真日出同步调整生物钟。虽然其他方法如针灸、食疗、锻炼身体、情绪沟通以及培养更大的联结由于新的科学数据而再次获得人们的重视，但是它们实则源自古老的传统疗法。

不论这些疗法源自何处，一切的起源都是情感。本书的第一步将分析情感脑工作的原理，并且阐明治愈情感脑对人体的依赖。

第二章

神经生物学中的缺憾：左右脑难以协调

我们必须留心不要让智力成为我们的神。虽然它无疑有强壮的肌肉，但是缺少个性。它不能统治我们，只能服从我们。

——阿尔伯特·爱因斯坦（Albert Einstein）

没有情感，人生毫无意义。若缺少爱、美、公正、真相、尊严、荣誉和随之而来的满足感，人生又有什么价值呢？

这些美好的经历和随之而来的感情就像指南针，它们一步步地指引着我们朝正确的方向前进。我们不断地渴求更多的爱、更多的美和更多的公正，并努力远离它们的反面——那些负面的情感。没有了情感，我们就会彻底迷失自我，没法依据对我们最重要的事做出决定。

有些患有严重心理疾病的人失去了这个能力。它们进入了某种情感上的"无人之境"。就像那个加拿大年轻人彼得（Peter）一样，第一次在急诊室看见他时我还是个实习生。

有段时间，彼得会听到一些声音。这些声音告诉彼得，他愚蠢、无能，应该去死。渐渐地，这些声音控制了彼得，彼得的行为也变得越来越古怪。他不再洗漱，开始绝食，还连续几天把自己关在房里。独自一人与彼得生活在一起的母亲忧心忡忡。在她眼里，她的独生子是一名才华横溢的哲学系新生，在班中名列前茅，虽然彼得一直有些奇怪，但是这次的情况似乎尤为严重。

有一天，彼得在盛怒之下侮辱并袭击了自己的母亲。母亲不得不报警，这也是彼得被送到急诊室的原因。在药物的帮助下，彼得冷静了很多，那些声音几乎消失了好几天。彼得说他甚至可以"控制"它们了，但是这并不意味着他恢复正常了。

彼得在治疗后连续服用了好几周的精神抑制的药，他的母亲几乎和彼得刚来医院的那天一样焦虑。她的声音因情绪激动而颤抖着："他已经没有感知能力了！看看他，没有什么事能勾起他的兴趣。他什么也不做，整天抽烟！"

在他母亲说话时我观察着彼得。他很可怜，轻微弓腰、冷若冰霜、长时间目光冷漠而呆滞地盯着某处，如同行尸走肉般地在医院的走廊里游荡。那个曾经的优秀生几乎不再回应他人，也不再对外界的消息有所反应。类似彼得的患者的家庭最担忧的就是这种情感漠视。然而相较于药物的副作用，彼得的幻觉和错觉（服药后已消失）对他和母亲要危险得多。但问题是：没有感情就没有生活。[①]

但是另一方面，全然将感情放任自流也不会让生活变得完美。我们必须用认知脑理性分析，控制情绪。除此以外，在强烈情感的驱使下匆忙做出的决定将不利于我们与他人保持和谐的人际关系。若缺乏专注、关心和计划，我们就会被意料之外的喜悦和悲伤所左右。如果我们不能控制生活，生活便也就失去了意义。

▎情感智力▎

"情感智力"完美地定义了情感和理智的平衡，耶鲁大学和新罕布什尔大学的科研人员创造了这一术语。多亏了《纽约时报》科学记者丹尼尔·戈尔曼（Daniel Goleman）的著作，情感智力这一简单而重要的概念才能被世人所知。该书重新让世人开始思考那个老问题——"什么是智力？"

正是智力最初和最概括性的定义促使心理学家们在 20 世纪伊始就提出了"智商"这一概念。在该概念中，智力是一系列的心智能力，决定着个人的成败。因此，"智力"越高的人意味着他的智商（IQ）越高，也就越可

---

① 现今有些精神药物的副作用相对较轻，无须将患者的情感活动降低到如此程度便可控制他们的幻觉和错觉。

能成功。为了证明这一预测，早期的心理学科研人员设计了一个伟大的测试——智商测试。它首先评估的是个人在处理逻辑信息中展现的抽象能力和灵活性。然而，个人的智商和他在广义上获得的"成功"（社会地位、收入、婚姻，以及是否能将孩子教育为成功人士）之间的关系并不明确。各种研究表明，因高智商而取得个人成功的人还不足20%。

下述结论似乎是令人信服的：其他因素决定了剩余80%人的成功。因此，这些因素明显比抽象智力和逻辑能力更能决定成功。瑞士的精神病学家和儿童心理学家卡尔·荣格（Carl Jung）和让·皮亚杰（Jean Piaget）在19世纪50年代就表明智力有多种类型。毫无疑问，某些人有超凡的"音乐智力"，比如说莫扎特。其他人有不同凡常的"形状智力"（intelligence for shape），比如说罗丹（Rodin）。另外一些人则有非凡的空间运动的智力，如运动员迈克尔·乔丹（Michael Jordan）和舞者鲁道夫·努里耶夫（Rudolf Nureyev）。

耶鲁大学和新罕布什尔大学的科研人员发现了另一种形式的智力，它包含了理解力和控制情绪的能力。他们认为，这种形式的智力（即情感智力）才是在生命中获得成功的秘诀。这和智商几乎无关。

耶鲁大学和新罕布什尔大学的科研人员开始着手定义测量情感智力的"情绪商数"（emotional quotient），也被人们称为情商（EQ）。情绪商数的定义基于四个重要的技能：

1. 识别自身和他人情绪状态的能力；
2. 领悟情绪自然变化的能力（就像国际象棋中"象"和"马"遵循不同的走子规则，恐惧和生气的表达方式不同，并对我们的行为产生不同的影响）；
3. 推测自身和他人情绪的能力；
4. 调控自身和他人情绪的能力。

这四种能力是实现自我控制和社会成功的基础。只有拥有这四种能力，我们才能认识自我、控制自我、同情他人，以及与他人合作并获得解决冲突的能力。虽然这些技能看似基础，大多数人或许自信地认为自身拥有这些能力，然而事实绝非如此。

比如说，我记得匹兹堡大学医学院有一位年轻有为的研究人员。当时我的研究室正在进行探索大脑中控制情绪的具体部位的实验，她参与了我们的实验。实验中参与者通常会观看暴力的电影片段，与此同时他们的大脑会经受磁共振扫描仪（magnetic resonance imaging，MRI）的监控。[①]

今天我仍对这次实验印象深刻，因为我观看了这些电影太多次，以至于对它们产生了强烈的反感。实验伊始那位女性一进入扫描仪中，她的心率和血压就激增至不正常的数值。我很担心她受到的压力太大，便提出结束实验。可是她令我惊讶地回答说一切都好，她毫无感觉，这些画面没有影响她，也不明白为什么我要提出结束这一切。

之后，我发现她几乎没有朋友，只为工作而活。不知为何，我的组员也不十分喜欢她。是不是因为她过多谈论自己，而且看上去对周围的人漠不关心？她自己也不了解为什么她不被大家喜爱。

对我来说，这名研究人员是高智商低情商的典型。她的主要缺点似乎是对自己的情绪缺乏感知并且因此漠视他人的情绪。我认为她的职业生涯会很坎坷。即使是"硬"科学的研究人员也必须参与团队合作，彼此形成情感联结，锻炼领导力。不管我们的职业是什么，工作环境总是要求我们与他人接触。现实不可逃避，而我们是否能理解他人决定了我们是否能获得长期成功。

---

① 当人脑各区域的神经元活动因思维和情感而产生变化时，核磁共振成像（nuclear magnetic resonance imaging）能检测出这些变化。

辨别情绪状态有时很难，从幼童的行为举止上就可见一斑。我们通常不知道哭泣的婴儿究竟为什么哭，可能是因为他们饿了、太热、悲伤或仅仅是玩了一天累了。他们不知道出了什么事，也不知道怎样才能感觉更好。在这种情况下，情感智力不足的父母很容易方寸大乱，他们不知道该如何辨别婴儿的情绪，所以也无法回应他们的需求。而情感智力更高的父母会轻而易举地让孩子冷静下来。T·贝瑞·布雷泽尔顿（T.Berry Brazelton）是一位优秀的儿科医生，大量记载表明他用一个词或一个手势就能抚慰数日哭个不停的孩子。他是情感智力的大师。

孩子通常不能明确区分不同的情绪状态，住院医师也同样如此。我们医院的住院医师由于长时间地工作和一周数次的夜班而疲惫不堪、压力巨大，他们通常用过度饮食来补偿自己。身体告诉他们：“我需要休息，我需要睡觉。”但是他们只听到，“我需要，我需要……”而他们满足身体需求的方式是唯一一种在任何医院都能立马做到的——吃便利的速食。在这种情况下，使用情感智力就得用到耶鲁大学研究中描述的四种能力：

- 首先，确认身体的根源状态是什么（疲惫而非饥饿）；
- 其次，了解这种状态是如何发展的（转瞬即逝、当身体超负荷时这种状态会时常反复）；
- 接下来，理智地思考这个问题（再吃一根冰激凌会对我的身体额外造成负担，而且会让我有愧疚感）；
- 最后，恰当地处理这个问题（学着等待这种疲惫感过去，休息一会儿，尝试冥想，或者打个二十分钟的盹；我们总能找到时间做这些事，而不是胡吃海喝。比起一杯咖啡或一根巧克力棒，这种处理方式会再次给我们带来更多的能量）。

关于疲惫的住院医师的例子或许显得有些琐碎，但是它背后的原因能解释其他有趣的现象。暴饮暴食不仅常见，而且很难控制。大多数营养专家和肥胖症专家都同意：糟糕的情绪控制能力是导致肥胖的主要原因之一，当今社会压力无处不在，而人们选择暴饮暴食来释放压力。知道如何处理压力的人大多没有肥胖问题。他们知道如何聆听自己的心声、辨别自己的情绪并聪明地回应。

根据戈尔曼的理论，管理情绪的能力比 IQ 更能预示生命中的成功。20世纪 40 年代的心理学家们开展了一项探索成功秘诀的著名研究，跟踪记录了将近 100 名哈佛大学学生的生活。研究结果表明，学生们在 20 岁时的能力表现几乎不能说明他们未来的收入、工作能力抑或是在同龄人中的认同感。拥有最幸福的家庭生活，以及得到最多朋友陪伴的人并不是当时的那些尖子生。相比之下，一项针对波士顿贫困郊区的孩子们的研究表明，"情绪智商"更重要。这群孩子成年后成功的最大秘诀不是他们的 IQ，而是他们的能力，他们在艰难的童年管理情绪、克服沮丧以及培养和他人合作的能力。

第三次革命：超越达尔文和弗洛伊德

达尔文和弗洛伊德这两个伟大的思想家统治了 20 世纪的社会科学领域。将近 100 年后，人们才结合他们俩的思想，以一种全新的视角审视人类的情感生活。

达尔文认为，物种通过获得代代叠加的新结构和功能而进化。因此每个生物都具备其祖先的身体特征，并发展出新的特征。由于人类和猿猴在进化晚期才从他们共同的祖先那里分离出来，因此人类从某种意义上来说是"超级猿猴"①。至于我们的猿类祖先，由于所有哺乳动物起源相同，它们有大量

---

① 当然，他们的某些共同特征变得不那么明显了，比如说繁密的毛发和突出的下巴。

和其他哺乳动物相同的特征。我们可以沿着生物进化链一路追本溯源而去。

就像考古发现一样，人脑的结构和生理机能也表明了我们在进化中获得的结构是代代连续叠加而成的。人脑的深层结构和猿类相同，某些最深层的结构甚至和爬行动物一样。另一方面，最新进化出的结构，比如说高度发达的前额叶皮质（prefrontal cortex）（在前额后）只有人类具备。这就是为什么智人的圆前额看上去和我们更靠近的猿类的祖先如此不同。达尔文的理论太过革新且令人不安，所以直到 20 世纪中叶它才被完全接受：人脑继承了在进化链上早于人类的动物的大脑。

而弗洛伊德则确定了大脑中存在着一个神秘的部分。他称之为"潜意识"（unconscious）——它不仅不能被意识到，还不受理智控制。虽然是作为神经学家受训，弗洛伊德却拒不承认这一事实：人脑的结构和功能不能解释他的理论。由于缺乏我们现在拥有的大脑结构和最重要的生理机能（大脑如何运作）的知识，他不能继续发展潜意识的理论。他曾在著名的《科学心理学计划》（*Project for a Scientific Psychology*）一书中尝试结合神经学和心理学，却以失败告终。他对此十分不满，并一辈子拒绝出版此书。但这不能阻止弗洛伊德不断思考潜意识。

我还记得曾与著名的精神病学家约瑟夫·沃蒂斯（Joseph Wortis）见面，那时他已经 85 岁了。他在 20 世纪 30 年代早期去维也纳学习精神分析，并接受了弗洛伊德的解析。沃蒂斯博士之后创立了《生物精神病学》（*Biological Psychiatry*），该刊物后来成为了引领业界的科学期刊。沃蒂斯博士跟我说，年轻时的他被弗洛伊德震惊了，因为弗洛伊德笃定地告诉他"精神分析已经被众人所知，所以不要只学习精神分析，它已经过时了。你们这一代人要结合心理学和生物学。你必须致力于此。"当整个世界都开始探索他的理论和他的"谈话疗法"（talking cure）时，创始人弗洛伊德已经开始探寻其他领域了。

直到 20 世纪末，伟大的美国神经学家和神经科学家安东尼奥·达马西奥（爱荷华大学神经科的主任）才解释了情感脑和理性脑，即激情和理性之间持续不断的矛盾与冲突，这很可能会让弗洛伊德高兴。达马西奥博士比弗洛伊德走得更远，并且展示了情绪对理性是不可或缺的。

两个大脑：认知脑和情感脑

达马西奥博士认为，我们的情感生活源于两个大脑不断斗争力求达到平衡状态。一方面是认知脑——有自我意识，理性且负责适应外界，另一方面是情感脑——无意识，主要与人的求生本能有关，最重要的是和身体息息相关。虽然两个"大脑"彼此高度相连，而且相互依赖行使完整的功能，但是它们都以不同的方式影响着我们的人生和行为。

之前达尔文也说过，人脑主要由两部分组成。在大脑深处的最中心是所有哺乳动物共有的古老、原始的大脑，大脑最深处的中心区域还和爬行动物相同。这是最先进化的大脑。19 世纪著名的法国神经学家保尔·布罗卡（Paul Broca）第一个描述它，将它称作"边缘叶脑"（limbic brain）。此后数百万年的进化中，边缘叶脑周围又形成了一个更新的脑层。这就是新脑，也被称为"大脑新皮层"，意为"新皮"或"新套子"。

边缘叶脑控制情绪和身体生理机能

边缘叶脑由大脑最深层组成，实际上它从某种意义上来说是"脑中脑"。我曾和医学学士、博士乔纳森·科恩（现任教于普林斯顿大学）在匹兹堡大学指导了一个临床认知神经科学的实验，生动地展现了这一理念。当我们向志愿者控制恐惧的大脑部位（"杏仁体"的所在部位）注射药物时，能观察到情感脑变得活跃，那效果就像是点亮灯泡一样。同时，边缘叶脑周围的大脑新皮层却毫无反应。我是第一个注射直接刺激情感脑药物的实验参与者。到现在我还能清晰地回忆起那种奇怪的感觉：我不知为何变得很恐慌。实验激起的是"单纯"的恐惧———一种没有特定对象的恐惧。之后，很多其他的实验参与者也描述了相同奇怪的令他们感到恐惧的经历，害怕程度剧烈而波动不定。幸运的是，这种经历只持续了几分钟。

情感脑的组织比大脑新皮层要简单许多。不像大脑新皮层，由于边缘叶脑大部分区域都不是由神经元层有序地构成的，因此不能处理信息。相反，在边缘叶脑的一些核心区域，比如说杏仁体中心区域，神经元似乎杂乱无章地混合在一起。受制于更加基础的结构，情感脑处理信息的方式比认知脑原始许多，但也更加迅速并能更敏捷地运作，确保我们的生命安全。这就是为什么我们在黑暗的森林林地上看见一块形状像蛇的木头可能会感到恐惧。在大脑的其余部分确定该物体无害之前，情感脑的幸存机制就会根据判断做出反应，而且通常是基于部分的、不完整的，甚至有时是错误的信息。情感脑的细胞组织和大脑新皮层不同。疱疹和狂犬病的病毒攻击大脑时也只会感染边缘叶脑，不会感染大脑新皮层。这就是为什么狂犬病感染患者的第一征兆就是显现出极度反常的情绪和行为。

边缘叶脑是一个不断接受身体各部分发来信息的指挥部。接受信息后，边缘叶脑会调控身体的生理平衡。呼吸、心率、血压、胃口、睡眠、性欲、荷尔蒙分泌物，甚至是免疫系统都听它安排。边缘叶脑的作用似乎在于维持不同功能协调稳定运作。现代生理学之父、19 世纪末的科学家克劳德·贝尔纳（Claude Bernard）将各生理机能协调稳定的状态命名为"体内平衡"（homeostasis）。多亏了这动态平衡我们才能维持生命。

正如 17 世纪的哲学家斯宾诺莎（Spinoza）的猜测和达马西奥博士的清楚描述，在这个观点里，我们情绪的产生只是源于大脑在有意识地通过一系列大量生理反应监督并不断调整人体生物系统，使其适应身体内部和外部环境的要求。因此，情感脑和身体的关系几乎比与认知脑的关系更加亲密，这就是为什么我们更容易通过肢体表达情感，而非语言。

比如说，玛丽·安（Mary Anne）已经接受传统的弗洛伊德式精神分析疗法两年了。她躺在沙发上，尽力自由联想她的痛苦，特别是她对男人的情感依赖。只有当一个男人一直反复告诉她，他爱她的时候，玛丽·安才会感到她还活着。她认为别离，即使是短暂的别离，都难以忍受，她会立即感受到一种幼儿般的扩散性焦虑（diffuse anxiety）。经过两年的分析治疗，玛丽·安十分了解自己的问题。她能够详细地描述和母亲的复杂关系，因为母亲总是把她委托给护婴女佣。她认定自己深深的不安全感正是来源于此。这位接受过高等教育的女性开始热衷于分析自己的症状并向分析师描述，后来自然而然地对她的分析师产生了依赖之情。

同时，玛丽·安取得了巨大进展。在两年的分析治疗后她感到更加轻松。然而，她也知道她从没真正克服童年时期的痛苦和悲伤。由于她过去一直把注意力集中在自己的想法和表述想法的语言上，所以到现在她才意识到自己从未在沙发上哭泣过。更令她惊讶的是，有次她去做了一周的水疗，在按摩时她突然想起了童年时的种种不快。

当时她正平躺着接受治疗师轻柔的腹部按摩。当治疗师触到她肚脐下的某一部位时，她感到咽喉有小块隆起。治疗师注意到了这一点，并要求玛丽·安小心留意自己的感受。然后治疗师平静地持续环绕该部位按摩。几秒钟后，玛丽·安由于剧烈地痛哭而浑身颤抖。她看见七岁的自己在做完阑尾手术后独自一人留在手术康复室里。她的母亲还在度假，赶不及回来照顾她。她以前一直努力在脑中搜寻的这段感情，原来就一直藏在身体的这个部位。

由于情感脑和身体的紧密联系，我们更倾向于用身体而非语言来表达情感脑的指令。当然，冥想会直接影响神经元的功能，但是我们也能用别的方法改变身体内在的生理活动节奏，比如说与梦有关的眼部运动、心率的自然变化、睡眠周期及其对白日和夜晚长短规律变化的依赖。我们可以锻炼身体、针灸或者控制饮食。就像我们将读到的，与他人的情感关系，甚至是我们同社会中其他人的联系，主要受到身体因素影响，它直接影响我们的心理状态。身体比思想和语言更能直接有力地影响情感脑。

▌皮层脑控制认知、语言和理性 ▌

大脑新皮层，又称"新皮"。这个褶皱不平的大脑表面构成了人们眼中典型的脑部外形。它也是包围着情感脑的脑层。由于大脑新皮层从进化论的角度上来说是最晚进化的脑层，所以它构成了脑部的表层。大脑新皮层由六层不同的神经元组成，十分寻常而且组织有序，就像微处理器一样能完美地处理信息。

虽然科技发展如此迅速，我们如今仍很难通过编程使电脑在不同角度和光照下识别人脸。但是大脑新皮层能在数毫秒内就轻易做到这一点，它同时也能完美地处理声音。比方说，人类胎儿的大脑就能分辨出母语和其他语言。

人脑的大脑新皮层位于前额后，眼睛正上方，被称为"前额叶皮质"（prefrontal cortex）。该部位高度发达。情感脑的大小在不同物种间往往变化很小（当然是指每个物种情感脑大小和身体体积的比例），然而前额叶皮质在人脑中占据的空间比其他动物都大得多。

前额叶皮质在大脑新皮层中负责控制注意力、集中力，对冲动和本能的克制、社会关系的调整，以及达马西奥博士曾提到的道德规范。最重要的是，大脑新皮层能让我们根据那些不能被双眼看见或双手触碰到的、只存在于心中的"画面"计划未来。大脑新皮层——我们的认知脑——能控制我们的注意力、集中力，帮助我们制订未来计划、树立道德规范、控制语言，对人类至关重要。

当两个大脑矛盾不断

两个大脑——情感脑和认知脑——几乎同时接收外界信息。从那一刻起，它们要么合作，要么竞争来控制我们的思维、情绪和行为。它们之间的关系——合作或竞争——决定了我们的感受、我们和世界的关系以及和他人的关系。当两个大脑矛盾不断时，不论方式如何，我们都不会开心。

然而，当情感脑和认知脑合作时，恰恰相反我们会感觉到内在的平静。当情感脑指引我们听从内心愿望、争取想要之物时，认知脑则试着运用所有智慧实现这一目的。因此我们感到平静，随后感到"这就是我最想要的状态。"这种感觉是所有长期幸福感的来源。

情感短路

进化有其最重要的价值。进化对于人类来说，首先意味着生存并将基因传给下一代。虽然大脑在过去数百年间幸运地发展出了惊人的注意力、抽象能力和思考能力，但是如果它们阻止我们发现老虎或敌人的存在，抑或是令我们错失了与合适的伴侣相遇并得以繁衍的良机，人类这一物种可能早就灭绝了。

幸运的是，情感脑一直在保护我们。它的职责就是悄悄留意周围。当危险袭来或是良机出现时——不论是与潜在的伴侣的结合，还是扩张领土，抑或是获得宝贵的资产，情感脑都会敲响警钟。在数毫秒内，情感脑就会结束所有活动并干扰认知脑内的活动。整个大脑因此能立刻全力确保我们生存下来。比如说，驾车时即使我们在和乘客聊天，也能在这种大脑机制的帮助下无意识地注意到正向我们驶来的卡车。情感脑辨别危险，然后将我们的注意力从谈话上转移到卡车上，直到危险过去。同样多亏了情感脑，两个在咖啡厅门外聊天的男人看到身着超短裙的美女会停止谈话。当父母们坐在操场上闲聊时偶然看见陌生的狗正接近他们的小孩时，也会立刻中止谈话。

耶鲁大学的帕特里夏·高曼-拉奇克博士（Patricia Goldman-Rakic）通过实验证明了情感脑能让前额叶皮质停止工作。在压力之下，前额叶皮质丧失了做出反应和控制行为的能力。突然间，反射和本能反应控制了身体。反射本能反应更快，也更有利于基因遗传，在存亡之际比起抽象反应能更好地帮助我们存活，因此在进化的危急关头反射和本能反应会最优先发挥作用。

在人类更接近动物的早期生活中，这种报警系统十分重要。在智人出现十万年后的今天，这种反应在日常生活中仍旧异常有用。然而，当情绪过于强烈时，情感脑对认知脑的掌控开始影响我们的心理机能。这时，我们无法控制自己的想法，做出的行动也对长期利益造成影响。实际上，我们发现自己"太情绪化"或者甚至"不理性"。

在医疗实践中有两个情感短路的常见例子。第一个例子我们称之为创伤后应激障碍（posttraumatic stress disorder，PTSD）。重伤过后，比如说经历了强暴或地震后，情感脑就像一个忠诚而勤勉的哨兵，被打了个措手不及。PTSD患者身体发出警报的频率非常高，就好像情感脑认为危险还潜伏在周围，我们并不安全。匹兹堡中心的一位"9·11事件"幸存者就出现了这一症状，被袭击数月过后，她依旧每次一踏入摩天大楼身体就会瘫痪。

第二个例子是焦虑症（anxiety attack），精神病学家们也称之为恐慌症（panic attack）。工业化国家中，大约每二十人中就有一人饱受焦虑之苦。发作时的症状让人毫无抵抗之力，就像心脏病发作一样。边缘叶脑突然控制了所有身体机能，患者心跳过快、胃紧缩、手脚颤抖、整个身体流汗不止。同时，大量分泌的肾上腺素使认知功能全面瘫痪。认知脑可能认为这种警戒状态是没有道理的，所以处于休息状态。但是只要它一直保持"休息"状态，就没法在焦虑症发作时组织理性清晰的反应。经历过焦虑症发作的人能够很清楚地描述这种感觉："我的大脑空了，我不能思考。我听见自己不断重复，'我要死了！叫救护车！马上！'"

▍认知窒息 ▍

另一方面，认知脑控制有意识的注意，也有能力在感情泛滥前控制情绪。多亏了它，我们才不会变成受制于情绪的可怜之人，生命也不会完全被本能和反射控制。斯坦福大学的研究通过脑部呈像清晰地展示了皮层脑（cortical brain）的功能。当学生们看着令人反胃的图片（比如说被严重损毁的身体或脸部）时，他们的情感脑立即做出反应。然而，如果他们有意识地努力控制情绪，图像立刻显示大脑新皮层是最活跃的。

然而，认知控制（cognitive control）是一柄双刃剑。如果使用过度，它可能没法接收情感脑的求救。我们经常看到，童年时情感不被接纳的人长大后也会过多地压抑自己的情绪，并对自己的人生产生负面影响。一个常见的例子可能是那句男人们都耳熟能详的警告："男孩不能哭。"

多余的情绪控制可能会塑造一种不够"感性"的性格。大脑若不考虑情绪信息就会出现问题。一方面，如果我们没有"内心深处"的偏好，也就是发自内心或"本能"地更加喜爱某物——我们通常难以进行抉择。情感脑会引发情绪"发自肺腑"的共鸣。所以，我们有时能看到工程师常会在选择两辆车或两部电影时迷失在极端细微的细节里。若不调动"直觉反应"（gut reaction），他们不能单靠推理便在两个十分接近的选项中做出选择。

最极端的例子莫过于神经受损导致认知脑不能感知情绪反应。最有名的例子就是 19 世纪的菲尼亚斯·盖奇（Phineas Gage）。虽然钢管刺穿了这位铁道工人的大脑前部，但仅有前额叶皮质受损，而盖奇也奇迹般地活了下来。保罗·艾斯林格（Paul Eslinger）博士和达马西奥博士描述过一个现代版的盖奇案例，当事人同样也脑部受损。E·V·R是一名智商高达130的会计，属于"高智商"之列。他受到社会高度认可，结婚多年，有好几个孩子，定期去教堂礼拜，生活稳定。有一天，他不得不做了一个脑部手术，从此认知脑和情感脑不再能彼此感应。此后，即使是做出小小的决定对他也很困难。他对这些决定没有任何的"感觉"。他只能用抽象的方式思考判断这些决定。奇怪的是，IQ测试（实际上这测试只能测出抽象推理能力）仍旧表明他的智力远远高于常人。尽管如此，E·V·R还是不知道该如何打发时间。他不能发自内心地做出选择，只能毫无止境地在对细节上的疑问犹豫不决。最后，他失业了。此后不久，他的婚姻破裂，本人也被牵扯进一连串的可疑交易中。最终，他一贫如洗。没有情感指引他做出决定，即使他的智商依旧出类拔萃，言行却混乱不堪。

如果过度压抑情感，即使脑部完好无损，我们也会有严重的健康问题。如果情感脑和认知脑分离，我们会没法听到边缘叶脑发出的小小警钟，这实在令人诧异。比方说，我们总是能找到一堆理由来维持一段与我们本质价值观相冲突，让我们抑郁不已的婚姻或是职场生活，让它日复一日地苟延残喘下去。但是我们对这潜在痛苦的漠视不会停止它对我们造成的折磨。由于情感脑和身体互相影响，无路可走的痛苦可能会通过身体表现出来，呈现的是典型的应激障碍（stress disorder）症状：无法解释的疲惫、高血压、长期感冒及感染、心脏病、肠疾以及皮肤问题。加州大学伯克利分校的研究人员最近表明，认知脑压抑负面情绪比这些情绪本身对我们的心脏和动脉造成的负担更大。

┃"福流"状态┃

要和谐地生活在人类社会，我们需要找到并维持平衡。这指的是我们即刻、本能的情绪反应和保护我们长期社会关系的理性反应之间的平衡状态。当两个系统——皮层脑和边缘叶脑——不断合作时，情感智力能最好地表现出来。在这种状态下，我们自然地沉浸在我们的思绪、决定和行动中，而无需特意注意它们。每一刻我们都知道应该做出什么决定。我们毫不费力地追求目标，自然而然地聚精会神，因为我们的行动和价值观和谐一致。这种幸福的状态是我们一直梦寐以求的。它标志着情感脑和认知脑完美的和谐状态：情感脑提供能量和指引，认知脑贯彻并实现它。心理学家米哈里·契克森米哈（Mihaly Csikszentmihalyi）毕生致力于理解幸福的本质。他把这种和谐状态命名为"福流"（flow）。

其实，脑内的和谐有一个简单的生理标志——微笑。达尔文在一个多世纪以前就验证了微笑的生物学原理。假笑——用于社交的微笑，只会牵动嘴边的颧骨肌肉，露出牙齿。而一个真正的微笑，还会牵动眼部周围的肌肉。我们不能凭意志听从认知脑的命令牵动这种肌肉。只有大脑深处的、原始的边缘叶脑区域才能下令让我们真正地微笑。这就是为什么眼睛从不撒谎，因为眼部的褶皱告诉我们这是真诚的微笑。一个温暖的微笑、一个真正的微笑，会让我们凭直觉察觉到我们的谈话对象在这一刻认同他自己的想法和感受，认知和情绪和谐互容。大脑天生就有实现"福流"的能力。

接下来几章我将解释自然疗法。自然疗法能够帮助人们进入"福流"的和谐状态，让失去它的人重新找回它。不同于几乎恒定不变的 IQ，情感智力在任何年龄都可以培养。学着如何管理我们的情绪，改善我们和他人的关系，永远都不会太晚。我在这里描述的第一种方法可能是最基础的。通过学习调整我们的心率，我们能够学习处理压力、控制焦虑并最大化我们的活力。这一关键技巧或许能让我们找到线索，看清情绪疗法之间暗藏的联系。

第三章

心和它的理性

"再见，"狐狸说，"这就是我的秘密。很简单，那就是只有用心才能看得清。"

——《小王子》(*The Little Prince*)

指挥家赫伯特·冯·卡拉扬（Herbert von Karajan）曾说，他只为音乐而活。他可能不知道这话一语成谶，他终止了在柏林爱乐乐团长达30年的指挥生涯后便去世了。但是更令人惊讶的是，两个奥地利的心理学家几乎预测到了这一点。12年前，他们在这位大师从事各种活动时仔细观察过他的心脏活动。当冯·卡拉扬指挥贝多芬的《莱奥诺拉第三号序曲》（*Beethoven's Lenora Overture No.*3）中的某一激动人心的乐章时，他的心率波动最大。实际上，他只需要再听一遍这乐章就能让心脏重新跳动起来。

那段序曲的其他乐章对指挥的身体要求高得多，然而冯·卡拉扬的心率只有轻微上升。他在从事其他活动时，心率变化就更小了。不管是在私人飞机落地时还是在模拟紧急再次起飞时，他的心率几乎都没有变化。卡拉扬的心脏完全奉献给了音乐，所以当这位大师放弃音乐时，心脏也停止跳动了。

谁没听过年老邻居在妻子死后几个月就随她而去的故事？或是谁家的姐姐在白发人送黑发人后也溘然长逝？我们常说他们是"心碎而死"。医学界过去总不以为然地认为这些反常事件不过是纯属巧合而已。直到最近，在过去的20年中，一些心脏病学家和精神病学家仔细研究了这些"个人传闻"。他们发现压力比吸烟更容易增加个体患心脏病的风险。他们还发现，患者在心肌梗塞病发后的六个月内可能会感到抑郁，它比起心脏功能的下降更容易造成死亡。

当情感脑处于紊乱状态时，心脏也会患病，没法正常运作。但最令人震惊的是情感脑和心脏的关系是互相作用的，心脏的正常运转对大脑也很重要。一些心脏病学家和神经病学家甚至做出各种努力来论证"心脑系统"

是不能在这二者彼此脱离的情况下运转的。

若世上有一种药能让彼此紧密联系的心脏和大脑和谐共处，它可能也会有利于整个身体。这奇药可能可以减缓衰老、减轻压力和疲劳、克服焦虑，并且让我们免受压力的折磨。在夜晚，它有助于我们的睡眠；在白天，它会提高我们的工作效率，加强我们的注意力，让我们表现得更加出色。最重要的是，通过调整大脑和身体其他部位的平衡，这药会让我们产生一种"福流"的感觉，也就是幸福的感觉。它可能会有治疗高血压、焦虑和抑郁三合一的效果。如果它真的存在，没有一个医生会拒绝开处方。就好像政府为了使人们拥有健康的牙齿而在饮用水中添加氟元素一样，它可能最后也会下令在饮用水中加入这种药，好让我们的身体更加健康。

不幸的是，这奇药现在还未问世。或许它已经存在了？有一种简单有效的方法人人皆可使用，它似乎能帮助我们达成心脑和谐相处的那些必要条件。虽然这方法直到最近才为人所知，但是一些研究已经证明了它的疗效。它不仅会改善我们的身体和情绪，还会部分逆转生理衰老。要了解它的工作原理，我们首先需要花点时间看看心脑系统是怎么运转的。

▎心脏的情绪▎

我们通过身体感知情绪，而非大脑。早在 1890 年，哈佛大学教授、美国心理学之父威廉·詹姆斯（William James）就写道，情感首先是一种物理状态，之后才能被大脑感知。他是基于日常的情绪体验得出这些结论的。当我们提及恐惧时，难道我们不会说"心都跳到嗓子眼了"吗？当我们谈到开心时，难道我们不会说"身心轻松"吗？当我们说到脾气急躁时，难道我们不会提到"胆汁质性格"吗？将这些表达都仅仅看作是修辞手法是错误的，它们恰好代表着我们在不同情感状态下的不同感受。①

实际上，直到最近人们才发现消化系统和心脏也有它们自己的工作网络，由成千上万的神经元构成，就像是身体里的"小脑"（small brain）。与大脑总部的各种区域（我们称之为"核"）一样，这些消化系统和心脏的大脑部分也有它们自己的感受能力。虽然它们处理信息的能力有限，但是这些神经元组织也能根据感受调整行动，甚至是根据经验改变反应——从某种意义上来说，就是创造自己的回忆。

除了拥有半自主的神经元网络外，心脏还是个小小的荷尔蒙工厂。它自己供应肾上腺素，并在需要时释放它们以全力工作。心脏还释放并调节另一种心房利纳因子（ANF）来控制血压，分泌自己的催产素（Oxytocin），通常被称为爱情肽（love peptide），这种激素通常在母亲给孩子喂奶时、求爱期以及性高潮时释放。所有这些激素都直接作用于大脑。最后，心脏会通过自身电磁场的变化影响生物的整个身体，在体外好几英尺就能检测到，不过至今为止，我们尚未理解它的意义。

很明显，我们在描述情感时提到心脏不仅仅是隐喻。心脏能够理解，能够感受。从某种程度上来说，它甚至能自主行动。当它表达自我时，会影响整个身体的生理机能包括大脑。

对于玛丽（Marie）来说，上述这些事实远不只是理论。她五十多岁时患上了突发性焦虑症（sudden anxiety attack），并且好几年都没有得到有效的治疗。这病能在任何时间、任何地点在她毫无心理准备时发作。初期，她的心跳开始加快到足以对生命造成威胁。有一天在派对上，她的心跳开

---

① 安东尼奥·达马西奥博士在其著作《寻找斯宾诺莎：喜悦、悲伤和感知脑》（*Looking for Spinoza: Joy, Sorrow and the Feeling Brain*）中对这一观点进行了详实的论证。他也提醒读者，16 世纪的伟大哲学家巴鲁赫·斯宾诺莎（Baruch Spinoza）早就预言了 20 世纪末的神经病学发现。

始加速，她不得不紧紧抓住一个陌生男子的手臂来防止自己跌倒。对自己心脏反应方式的长期不确定深深地困扰着玛丽。她开始限制自己的活动。那次鸡尾酒派对意外之后，她不再外出，除非有女儿和密友的陪伴。她也不再独自一人驱车前往郊外的别墅，因为她担心心脏会"罢工"。

玛丽不知道这些焦虑症背后的原因是什么。就好像她的心脏突然对某件东西感到害怕，而她却毫无意识。然后她变得迷惑又焦虑，甚至开始双腿发抖。心脏病专家诊断她的病为"二尖瓣脱垂"（mitral valve prolapse），是一种小病，无需担忧。他还给玛丽开了 β - 受体抑制药（beta-blocker）来防止她的心跳加速，但这药却让她疲惫不已、噩梦连连。她瞒着医生决心断药。

她来见我时，我刚在《美国精神病学期刊》（*American Journal of Psychiatry*）上读完一篇论文。论文发现有此症状的病人对抗抑郁剂反应良好，就好像心跳失控加速的原因是大脑而非瓣膜一样。不幸的是，我的治疗和玛丽的前任医生一样还是没有帮到她。而且，玛丽由于服用新药而增重不少，这令她抑郁不已。只有当玛丽学会直接控制她的心脏时，心脏才会冷静下来。要我说的话，就是在当她学会倾听并且能和心脏对话时。

控制情绪的关键之一就在于平衡好情感脑和心脏的"小脑"之间的关系。通过学习控制自己的心脏，我们会懂得如何控制我们的情感脑，反之亦然。最能表现心脏和情感脑之间密切联系的是那个蔓延广阔的双向交流网络，即我们所知的"自主边缘神经系统"（autonomic peripheral nervous system）。人体通过自主边缘神经系统，在不受我们意识控制的情况下调节器官的功能。

自主神经系统由两个分支组成，从情感脑蔓延至全身。交感神经系统[①]分泌肾上腺素和去甲肾上腺素（noradrenalin），决定身体是"战斗还是逃跑"（fight or flight）。自主边缘神经系统能加速心率。另一分支是副交感神经系统[②]（parasympathetic），分泌另一种神经递质（neurotransmitter）——乙酰胆碱（acetylcholine），能使人放松、冷静并减缓心跳。

哺乳动物的这两个系统——加速器和刹车——一直处于平衡状态。因此，哺乳动物能够快速适应发生剧变的环境。当一只兔子在洞前安全地嚼着草，它能随时停下、抬头、竖耳倾听、像雷达一样扫视地面、嗅着空气看是否能发现捕食者。一旦危险的信号消失，它便快速地重新开始享用食物。

只有哺乳动物有如此灵活的生理机能。要想应对生存中难以预见的挑战和突如其来的变化，我们不仅需要刹车，还需要加速器。它们必须正常工作，而且要同样强大，这样才能在需要时互相平衡。

马里兰大学的博士研究员史蒂芬·伯吉斯（Stephen Porges）认为自主神经系统的两大分支之间微妙的平衡让哺乳动物在进化过程中发展出了越来越复杂的社会关系。其中最复杂的似乎是恋爱关系，特别是微妙的求爱期。当我们有好感的异性看着我们时，我们的心脏会狂跳不止或者脸红，这是因为我们的交感系统踩了加速器，或许踩得有点过头。如果我们深吸一口气，恢复常态，继续对话，就说明我们踩了一会儿名为"副交感神经"的刹车。若不能不断做出调整，求爱期会变得混乱不已。青少年之间就是如此，他们总是不能很好地掌控自主神经系统的平衡。

[①] "交感神经"这个术语来源于拉丁语，原意为"产生关联"，因为神经的分支（nerve branch）沿着被脊柱（spinal column）包裹着的脊髓（spinal cord）一路向下。

[②] 副交感神经系统的神经递质是乙酰胆碱。

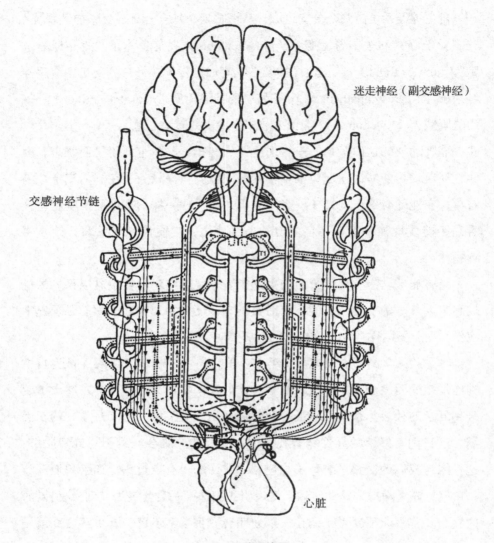

迷走神经（副交感神经）

交感神经节链

心脏

心脑系统图

    组成"心脏小脑"的半自主神经元网络和大脑紧密相连，它们一同组成了真正的"心脑系统"。在该系统内，两个器官不断影响彼此。在连接心脏和大脑的机制里，自主神经系统十分重要。它有两大分支："交感神经"分支让心脏加速，激活情感脑；"副交感神经"分支让心脏和情感脑踩刹车。

    但心脏的作用远不只对中枢神经系统的影响做出反应，它也会发送神经纤维至调节大脑活动的颅底。心脏"小脑"不仅能释放荷尔蒙、调控血压和影响身体的磁场，它还能通过这些直接的情绪联结来影响情感脑。心脏失衡会立刻影响情感脑。这可能正是发生在玛丽身上的事。

正常心率的恒常变异性正好体现了情感脑和心脏的联系。由于自主神经系统的两大分支一直处于和谐的平衡状态，所以他们一直处在心跳不断加快和减慢的过程中。心率变异性解释了为什么两次连续的心跳之间的间隔永远都不相同。这种心率变异性是完全健康的，实际上，它是心脏刹车器和加速器，因而也是我们整个生理系统正常运转的标志。它和一些患者经历的"心律失常"（arrhythmias，心跳节奏异常）完全不同。恰恰相反，我们说的"心动过速"（tachycardia），即突然剧烈的、持续数分钟的心跳加速，或者伴随焦虑症而来的反常心率才是心脏反常的症状，心脏那时不再对副交感神经刹车做出反应。

与正常心率变异性现象完全相反，当心脏像节拍器一样规律地跳动，没有丝毫变化时，情况才算是真的危险了。产科医生是最先意识到这一点的：在婴儿出生前，他们会密切观察任何心率过于规律的胎儿，因为这预示着潜在的致命问题。我们现在知道成年人也是如此。当死亡迫近时，心脏才会开始跳得如此规律。

▌无序与协调▌

我曾通过笔记本电脑看过我的"心脑系统"。当我的食指尖滑入与机器相连的环内时，它就会测量心跳的间隔。当间隔变短时，表明我的心脏跳得更快了，屏幕上的蓝线会上升一个坡度；当间隔变长时，表明我的心脏跳慢了一点，曲线会重新变缓。

我看着蓝线在屏幕上以"Z"形上下波动，原因不明。每次心跳，我的心脏似乎都在作出调整。随着我的心跳加速或减慢，折线形成的尖峰和低谷却不成整体，毫无规律。这曲线看上去就像遥远山脉的一系列波峰。即使我的心脏以平均每分钟 62 下的频率跳动，它却可能前一分钟跳动 70 下，下一分钟跌至 55 下，没有特定原因。

技术人员安慰我说，这个"Z"形波动是心率变异性的正常表现。然后她让我大声开始计数："1356 减 9，得出的数再减 9，依此类推……"虽然这任务不难，但是在一群和我一样对机器感兴趣的人面前做这事，以满足他们的好奇心，也实在令我很不愉快。令我惊讶的是，曲线甚至波动得更加剧烈了，平均每分钟的心跳也飙升至 72 下。我的心脏每分钟多跳了 10 下，只因为我在算数而已！我的大脑在短时间内消耗了多少能量啊！或者这只是因为我在大家面前做数学题感觉到了压力？

技术人员解释道，我心跳加速时曲线甚至变得更不协调了，所以心率变异性发生变化的原因可能是焦虑，而不是脑力劳动。然而我毫无感觉。然后她让我将注意力集中在心脏上，试着回想一段开心愉悦的回忆。结果让我大吃一惊。

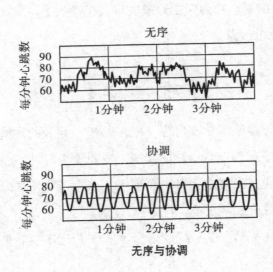

无序与协调

在压力、焦虑、抑郁或生气的情况下，连续心跳的变异性变得反常，我们称之为"无序"，而且各个数值之间缺乏关联性。而在我们感到幸福、同情他人或者心怀感恩时，变异性又变得"协调"——心率有规律地加速和减速。一段时间内规律的心跳会使心率变异性达到最大值，比在"无序"状态下更大，也更健康［上图源自加州博尔德克里克心数研究所研发的软件"冻结帧"（Freeze-Framer）］。

我知道她在让我冷静下来，可是通常而言，用冥想或放松的方法获得内心平静需要我们清空大脑，而不能浮现愉快的回忆。不过我还是依她的话做了，几秒钟之后，屏幕上的曲线发生了剧烈的变化：那些急转弯、山峰和山谷都变成了一系列柔和的涟漪，之后又变成了更强一些的波浪，波形规律、柔和而又匀称。我的心率似乎在柔和地加速和减速间变化着，伴随着波涛拍击海岸时发出的平缓节奏而潮涨潮落。就像运动员在发力前会拉紧和放松肌肉一样，我的心脏也似乎在自信地向我炫耀，它可以随心所欲地提速和减速。屏幕下方的窗口显示我的生理状态已经从 100% 的"无序"变成了 80% 的"协调"。而这一变化的唯一原因只是我一边将注意力集中在心脏上，一边回忆美好的过去。

过去 10 年，我们已经能够通过类似上述软件程序了解两种典型的心跳节奏变化模式——无序和协调。我们的心率变化通常是微弱和"无序"的：心脏乱踩加速器和刹车，心跳模式混乱不堪。另一方面，当我们的心率变异性大而健康时，心脏迅速而协调地加速和减速。这是和谐波形的图形，也被称为"协调"的心率变异性。

从出生（心率变异性最强时）到临死（心率变异性最弱时），我们的心率每年下降 3%。一点一点地，我们的生理机能变得越来越不灵活，也越来越难以适应我们周遭的环境和心理环境的变化。这种下降的心率变异性就是衰老的象征。心率变异性下降，一部分原因是我们没有保养生理刹车，我们副交感神经系统的"肌肉"并不强壮。系统如同不用的肌肉一样，会随着岁月的流逝而逐渐萎缩，同时我们却从未停止踩加速器——交感神经系统。身体以这样的方式运转了数十年后，生理机能就像一辆车，能突然加速或往下坡滑行，却难以转弯。心率变异性的下降与一系列压力和中老年人群的健康问题有关：高血压、心力衰竭、糖尿病并发症、心肌梗塞、心律不齐、猝死，甚至是癌症。这些都发表在权威期刊杂志如《柳叶刀》和《循环》（由美国心脏协会出版）上。在《循环》中，詹姆斯·诺兰（James Nolan）博士和他的同事研究了 433 个中度心力衰竭的病人，并得出了以下结论："心率变异性（SDNN）下降预示着高死亡率，它比其他传统临床测量手段更能预测由渐进性心脏衰竭（progressive heart failure）导致的死亡。"

当心率变异性停止时，当心脏不再对我们的情绪做出反应时，最重要的是，当心脏不再能适当"减速"时，死亡就离我们不远了。

▌查尔斯的一天▐

四十岁的查尔斯是一家大型百货商店的经理。他获得晋升，并且在自己的领域内如鱼得水。唯一的问题是他已连续数月受心悸折磨。他感到十分焦虑，并且去看了好几个心脏病专家，情况却无改善。现在他甚至停止锻炼身体，因为他害怕心悸发作时会再次被送进急诊室。他认为自己的工作环境"完全正常"，"压力不是很大"。不过在我们的几次面谈中，他还是解释说，他在考虑离开这个令人羡艳的岗位。事实上，公司的总经理傲慢而愤世嫉俗。虽然查尔斯在这个竞争激烈、火药味十足的工作环境中表现出色，但他一直是一个敏感的人，会被总经理尖锐而充满敌意的评价所伤害。而且总经理的冷嘲热讽通常会传染给所有其他组员：查尔斯的市场、广告和财务部的同事们之间关系冷淡，而且常对彼此出言不逊。

查尔斯同意记录 24 小时的心率变异性。他必须记下一天内的各种活动来分析心率变化情况，我们后来看到，他的最终结果并不令人十分费解。上午 11 点他坐在桌前，冷静、专注而又高效地挑选目录表的照片。他的心跳节奏呈现出健康的协调状态。然后，在中午他的心跳节奏切换成了无序模式，每分钟多跳了 12 下。那时，他正在前往总经理的办公室。一分钟后，他的心脏跳得更快了，完全杂乱无序。这种状态要持续两小时：总经理刚批评他花了数周准备的发展策略书"毫无价值"，告诉查尔斯如果他没法更出色地完成任务，或许就该把这个项目交给其他人负责。离开总经理的办公室后，查尔斯的心悸又犯了，他必须离开办公楼好让自己冷静下来。

下午，查尔斯有个会议。记录显示他在此期间心率无序，且时间长达三十多分钟。当问及此事时，查尔斯起初没法记起到底发生了什么。不过在思索过后，他想起在会上市场部经理指出了他项目的缺陷，在此期间甚至没有看他一眼。他说查尔斯现在做的系列产品的外观和感觉都和公司想要营造的新形象不符。但是查尔斯回到自己的办公室后，混乱退去，心率又重新变得相对协调。那时，查尔斯忙着重审一个他信心十足的生产计划。晚上驱车回家时遇上了交通堵塞，他烦躁不堪，心率再度无序。到家后，他拥抱自己的妻儿，之后十分钟都心跳协调。为什么只持续了十分钟？因为之后查尔斯就打开了电视开始看新闻。

另一项研究表明，诸如愤怒、焦虑、悲伤，以及日常生活中存在的担忧这样的负面情绪最易使心率变异性下降，导致生理机能混乱无序。相比之下，正面情绪如开心、感恩，特别是爱，似乎最能促进心率变异性协调。这些正面情绪出现数秒之后，我们立即能看到一波协调的心率曲线图。对于查尔斯和我们来说，日常生理活动无序会浪费我们的生命力。一项研究调查了欧洲大型企业的数千名管理人员，超过 70% 的人大多数时候或一直都感觉疲惫。50%的人直白地承认他们筋疲力尽。对于这些自信且充满激情的人们，工作是他们人生的一个重要部分，他们怎么会到如此地步呢？可能这正是那些他们几乎没有察觉到的混乱生理活动日积月累导致的。长期的生理无序会破坏他们的情绪平衡，榨干他们的能量，久而久之，他们可能就想要换一份工作，在个人生活中则体现为换一个家庭，过另一种人生。

令人高兴的是，与无序的时刻相比，我们的生理机能也有协调的时候。它不一定是功成名就的高兴时刻。一位工程师在研究心脏协调的加州实验室工作，他12岁的儿子乔希（Josh）常顺路过来看望他的父亲和团队。他总是带着他的拉布拉多犬梅布尔。有一天，这群工程师想要测量乔希和梅布尔的心脏协调情况。当乔希和梅布尔远离彼此时，他们的心理状态十分普通，一半混乱一半协调。只要他们在一起，就心率协调；可是之后在他们分开时，这种协调状态几乎再次立马消失。对乔希和梅布尔来说，仅仅待在彼此身边就能让他们心率协调。他们肯定已经本能地感觉到了这点，因为他们形影不离、难分难舍。对他们来说，彼此相伴肯定不是件多么特殊的事，但这件简单的事却不断滋润着他们的情绪，对身心都有益。因此，乔希从没想过会养另一只狗，梅布尔也从未想过会有另一个主人。他们之间的关系给他们带来了内心的协调一致，他们的心脏奏响着美妙的和音。

心脏协调的状态也会影响其他生理节奏，特别是同时引发血压和呼吸节奏的自然变化，因为心脏、血压和呼吸这三个系统同时运转着。

这个现象类似于激光束（laser beam）光波的相位校正（phase alignment），所以才被称为"心率协调"。相位校正给了激光能源和力量。一个100W的灯泡向各个方向散发能量，因而效率低下。可是相同功率的光线若聚焦为光束，相位校正，它们就能穿透一块金属板。心率变异性的协调或许也以同样的方式节约能量。在心率协调训练会结束后的半年里，

80%的高管人员说他们不再感到筋疲力尽。只有六分之一曾患失眠的人现在还有睡眠困难，只有八分之一的人仍旧焦虑。要想恢复自然活力，或许我们只需要减少对能源的无谓浪费。

就查尔斯而言，在上了几节计算机辅助的心律协调训练课程后，他就能控制自己的心悸了。他取得如此进展没有什么神奇或神秘的秘方。他每天都自行练习心率协调，体验胸腔内的感受，在这些练习间隙，每当他意识到焦虑逐渐积聚时便会主动唤起这种感受。就这样，他大大加固了交感系统和副交感系统的平衡。也就是说，他加强了在恰当时机生理刹车的能力。

就像训练有素的运动员的发达的肌肉一样，一旦生理刹车"状态良好"，使用起来也会越来越简单。若刹车调整至完美状态，能一直保持工作状态，那么我们的生理机能即使在外部环境充满困难时也不会打滑失控。查尔斯上完第一节课两个月以后，他重新开始运动，他也学着在面对总经理时，将注意力集中于自己胸腔内的感受，来继续保持心率协调并且防止生理机能失控。事实上，他已经能更加小心地应对这种情形了。此外，他也能用恰当的言语回应同事的语言攻击，而不是充满戒备地害怕自己受伤。（更多信息请看第十二章）

| 压力管理 |

在实验中我们看到心率协调时大脑工作更加迅速而精准。在这种状态下，我们每天都能自然而又不费吹灰之力地贯彻我们的想法：我们能轻而易举地找到合适的措辞表达意见，做事自信而高效；我们也能轻易地适应未知的环境，不论它如何变幻莫测；我们的生理机能处于平衡状态，与外界接轨，能在需要时找出解决问题的办法。因此，心率协调不是那种以传统方式感知世界的放松状态：它不需要我们对世界闭目塞听，也不意味着我们的周遭环境得一成不变。相反，在心率协调的状态下我们能更好地影响外界。几乎可以说，在这种状态下，我们赤手空拳地面对外界，但并非充满敌意，而是和谐以对。

比方说，西雅图的科研人员通过研究父母离异的五岁小孩来证明孩子的生理平衡会影响他们的将来发展。三年后，人们发现那些当初在父母离异前心率变异性最大的小孩会因此最容易达到心率协调状态，受到家庭破裂的影响最小。这些小孩也最能表达情感，与他人合作并且专心于学业。

西莱斯特（Celeste）清楚地告诉我心率协调的状态帮她顺利融入了新环境。九岁时她很害怕转学。转学后几周，她开始咬指甲，也不和姐姐玩耍，甚至夜里频繁地醒来。当我问她，什么时候最想咬指甲时，她立刻回答："当我想到新学校的时候。"不过，她有着孩子所特有的快速学习能力，能学着集中注意力来控制心率（已被电脑软件证实）。一段时间后，她告诉我她在新学校里如鱼得水："当我感到压力大时，我就走进自己的内心和里面的小人说话。她告诉我一切都会好的，有时她甚至会告诉我应该说什么、做什么。"我边听边笑。我们每个人难道不都想有个小人永远陪在身边吗？

▎与心脏一同应对压力▎

心率协调的概念和它的可控性完全与我们对压力管理的共识背道而驰。我们知道长期压力会带来焦虑和抑郁。它也会导致身体出现问题，如失眠、生皱纹、高血压、心悸、背痛、皮肤和消化系统出现问题、慢性感染（chronic infections）、不孕不育（infertility）和阳痿（sexual impotence）。所有这些问题都是由压力导致进而恶化的。最后，长期压力还会影响我们的人际关系和职场表现。它让我们易怒、丧失聆听他人的能力、注意力低下、做事半途而废而且缺乏团队精神。这些症状被公认为典型的"精疲力尽"（burnout）。虽然这个术语常指工作中的职业倦怠，但它也同样常见于深陷一段感情中无法自拔，感觉精力被抽干的情况。在这种环境下，最常见的反应就是怪罪外界环境。人们总是说，"要是我能改变环境，我就会更自信，我的身体也会更好。"与此同时，我们紧咬牙关，坚持到底。我们期待着周末或假期。我们梦想着以后更美好的日子。"我毕业后……我跳槽后……孩子们离家后……我离开丈夫后……我退休后……"一切都会变好的。不幸的是，这样的事情很少发生。在新环境中，类似的问题可能会再次出现。我们梦想着，沿着眼前的这条路再走一会儿，下一个十字路口就是我们的伊甸园。很快，我们就开始习惯用这种方式处理下次出现的压力，直到死去，这真是令人悲伤。

针对心率协调益处的研究得出了完全相反的结论：我们必须用完全不同的方式来解决问题。我们必须开始控制内在——我们的生理机能，而非不断努力创造理想的外在环境。减小生理无序，最大化心率协调，我们的感受自然会立刻得到改善。我们改善了人际关系，提高了注意力，改良了表现也调整了底线。逐渐地，我们一直寻找的那个理想环境自己出现了，但它几乎是心律协调的副产品，一个次级收益。一旦我们掌控了自己的内在，外界对我们的影响就会降低，而我们也能更好地支配我们的世界。

测量心率协调的软件不仅可用于研究心脑系统，而且也能证明心脏会立刻对情绪做出反应（该软件的购买方法和使用助手的相关信息详见第十五章）。然而，即使没有电脑我们也完全可能创造一个协调的内在自我，在每天的生活中感受它给我们带来的好处。你只需学会心律协调地生活就能做到这一点。这就是下一章的主题。

第四章

心脑协调地活着

用医学界的行话来说，罗恩（Ron）是一位重症监护医师、重症监护领域的专家，我在他工作的那家医院担任精神科部门的主任。两天前，一位32 岁的位高权重的管理顾问患了心肌梗塞，罗恩叫我去看看这名患者。这位年轻人抑郁程度很重，罗恩对此感到担忧。罗恩想让我尽快给他做身体检查，因为他知道根据科学文献，在心脏病发作后陷入抑郁的患者通常会预后不良（poor prognosis），而且该患者的心率变异性很低，这进一步说明了他的状况有多差，罗恩不知道要如何处理这一险情，也不知道该找谁帮忙。在那时，我也不知道。

而且，罗恩的病人也不想和精神科医生说话，身负重压或位高权重之人通常如此。虽然我得知他的感情生活痛苦不堪，但他还是拒绝和我谈论造成心肌梗塞的外界原因和他自身的问题。而且他也回避谈论工作环境。他认为压力只是他工作中必要的一部分，他的身体应该适应它。毕竟，他的同事们也都承受着同样的压力，却没有患心脏病。而无论如何，如果一位精神科医生不像他一样从哈佛毕业，就没资格告诉他该怎么生活。

尽管我们的对话气氛紧张，我还是能看到他脸上脆弱又似孩童般天真的神情。他那毫无止境的雄心从他孩提时起就推动着他不断向前，可是现在他的雄心壮志不仅令他的精神世界不堪重压，也压迫着他的心脏。他有敏感的一面，或许甚至是充满艺术情怀的一面，但他却难以卸下冷酷的防备，将它们示于众人面前。第二天，他不顾心脏病医生的建议离开了医院，重返"正等着他"的办公室。我遗憾地从罗恩处得知，他六个月后死于心肌梗塞，这次他甚至来不及去医院，就好像他来不及正视自己内心的敏感。我也很遗憾那时的我束手无策。当时我和我的同事罗恩都不知道其实有一种简单又有效的方法能够增加心率变异性，让心率协调，而且他无需接受任何长期治疗。

心率协调的训练方法

心律协调这一概念最先在 1992 年由物理学家丹·温特（Dan Winter）提出，后来因加州博尔德克里克的心数研究所为世人所知。研究所的工作人员研发了大量有助于实现心律协调的科技和相关的实际应用。欧洲的其他研究人员比如伦敦的艾伦·沃特金斯（Alan Watkins）博士也进一步推动了他们的工作。

心律协调的练习集结了大量古老智慧及在瑜伽、正念、冥想和放松中使用的传统技术。第一步是将注意力转向身体内部。要做到这一点，你必须将你的忧思放在一旁几分钟。你必须愿意让你的忧虑在边上等几分钟，好让心脏和大脑有时间恢复平衡亲密的状态。

开始时，慢慢地深呼吸两次，这会立刻刺激副交感神经系统，轻踩生理"刹车"。为了达到最好的效果，你必须将注意力集中在呼吸上，直到完成呼气然后让呼吸暂停几秒，再开始下一次自动吸气。关键是要让思想在脑海中自由驰骋，直到大脑达到放松状态，胸腔内感觉轻松自如。

东方的冥想练习通常会建议冥想者尽可能长时间地将注意力集中在呼吸上，放空大脑。但是为了达到最理想的心率协调状态，更好的办法是待呼吸稳定后将注意力集中在心脏部位 10~15 秒。第二步，想象你正在通过心脏呼吸。当你继续缓慢地深呼吸时（但是不要用力），想象，并且真的感觉到自己每一次呼吸的气体都在通过你身体的那个关键部位——心脏。想象每一次吸进的氧气都会滋养你的身体，每一次呼出二氧化碳都是在排出那些不再需要的废料。想象通过缓慢轻盈的呼吸，身体充盈在空气中，得到了净化也平静了心绪。这么做会帮助你的身体最大限度地集中注意力于呼吸上，并在忙碌中获得暂时喘息的机会。你可以把心脏想象成一个在温水中泡澡的小孩，随心所欲地漂在水中戏水，自由自在，没有限制和责任的束缚。就像你看着你心爱的孩子玩耍，你只想要她做自己。你继续让温柔的空气包围着她，看着她在自然元素的浸养下茁壮成长。

第三阶段的基础不仅在于你要意识到在胸腔中开始产生了一种温暖的、逐渐肿胀开来的激荡情绪，还在于你要用思想和呼吸来帮助它成形，鼓励它发展。一开始这种感觉通常"胆小害怕"，只会小心翼翼地出现。多年来受到情感虐待，此刻的心脏就像是从长长的冬眠中苏醒的动物。一开始，它嗅到春日空气中第一股温暖的气息。它迷糊而不确定地睁开一只眼，然后是第二只眼，只有在它确认了这个温和的天气不只是转瞬即逝的偶然事件后，它才会雀跃着做出反应。鼓励心脏的一种方法是让认同或感恩的情感填满你的胸腔。心脏对感恩和任何与爱有关的情感都特别敏感，不论是对另一个人的爱、对一个物体，还是对"宇宙正仁慈地注视着我们"的观点。对很多人来说，他们只需要想想他们爱的孩子，甚至是宠物的脸。对其他人来说，看着和平的自然景象，内心便会产生感谢之情。对你来说，可能只需回想一次成功的极限运动挑战，心中就会充满感激，如在高山滑雪时的兴奋，打高尔夫球的一次完美挥拍动作，或是在帆船运动时享受着身体倚在风中被拉扯的感觉。练习期间，冥想者的嘴角有时会浮现一丝温和的微笑，就好像他们胸腔中的欢愉蔓延至了唇边。这一简单的迹象就表明心脏已经获得了心率协调。其他迹象包括胸腔中洋溢着的愉悦、温暖和膨胀的感觉。

在《美国心脏病学期刊》（*American Journal of Cardiology*）的一则研究报告中，沃特金斯博士和来自心数研究所的研究者证明了，回忆中带有正面情绪的经历或想象令人欢愉的场景恰好能快速促使心率变异性变得协调。

心率协调会影响情感脑，使身体进入稳定状态并且发出信号：一切生理结构都在有条不紊地进行中。这种相互作用创造了一种"良性"循环：只需稍加练习，便可达到最大程度的心率协调状态，这种状态可以持续三十分钟甚至更久。心脏和情感脑的抑制状态能稳定交感神经系统和副交感神经系统。在达到平衡状态之后，我们做好了万全准备以应对所有不测。同时我们还能运用情感脑的智慧——它的"本能"，以及思考、抽象推理的能力和认知脑的计划能力。

我们运用此方法进行越多的练习，就越容易达到心率协调状态。一旦习惯了这种心理状态，我们就能直接和我们的心脏交流。就像西莱斯特能直接和她心里的小人说话一样，我们也能问问自己："在我内心最深处，我真的爱那个人吗？"然后得到真实的答复。

一旦达到心率协调状态，我们只需问自己问题，然后小心观察心脏的回应。如果心脏流淌着又一波幸福的暖流，这至少说明它希望保持联络。相反，如果心脏看上去有点不愿交流了，如果它的协调程度下降了，就说明它想逃避，把能量集中于别处。这并非是绝对正确的答案。毕竟，很多情侣都曾发自内心地想离开彼此，然后他们和好，并发现彼此的关系中蕴含着持久的幸福。但是，在生命的每一阶段都意识到心脏的偏好是十分重要的，因为它对当下影响巨大。在这段可靠的内心对话中，我会把心脏想象成某种通向"内心深处自我"的桥梁，它代表着情感脑活动并突然开始与我们直接交流。而且我们都需要看看，我们的情感脑指引的方向和我们的理性选择是否相同。如果不同的话，我们必须试着用其他方法放松情感脑来避免和认知脑的冲突。这样的冲突会损坏我们的思考能力，最终导致生理混乱以及长期的能量损耗。

现在有各种软件程序能够测量心率变异性，通过这种程序每个人都能在一秒内看到他的想法对自身生理机能的协调和混乱造成的影响（关于该软件的更多信息，详见第十五章）。当你集中注意力于心脏和内心感受时，心率图发生变化，曲线的形状变成了温和、协调的波形，心率变异性也变得协调。另一方面，只要你让消极想法或担忧转移了你的注意力（这是让大脑为所欲为的通常后果），心脏协调会在数秒内消失，混乱铺天盖地而来。如果你向怒火投降，心率会立马变得混乱，屏幕上的曲线就像山脉连成的地平线，它们的尖峰看起来甚为吓人。虽然生物身心反馈软件总体而言已经投入使用很多年，通常它主要用于测量"放松"数据，比如手指升高的温度，汗腺下降的分泌量，或者是心率的下降。随着人们开始发现心率变异性的重要性，针对心率协调的生物回馈系统才开始广泛地使用于加速冥想训练。

其实在这些机器出现之前，我们就有方法达到心率协调状态。当我的病人或朋友练习瑜伽时，电脑测试表明他们经常能轻易达到心率协调。定期锻炼身体似乎部分改变了他们的生理状态。

同样，过于关注该方法的电脑技术方面可能会对练习不利。当我的一位朋友按照我的方法练习时，他的最佳心率协调状态很难超过35%。然后他问我，能不能不听我的指导，只是如常地祈祷。当他祈祷的时候，他的胸腔内很快开始洋溢着温暖幸福的感觉，这似乎与我之前描述的感觉相似。很快，他的心率协调程度升至80%。我的朋友明显已经找到了自己的方法来平衡生理机能，即完全沉浸于对全能仁慈宇宙的联结中。然而，祷告并不一定会给其他人带来心率协调，有时它甚至有相反的效果。这就是注意到自己胸腔内的感受是如此重要的原因。只有对那些怀疑集中注意力于内心感受并不能改变生理机能的人，以及那些没法感受内心感受且需要外界回馈的人来说，电脑软件才能发挥重要作用。

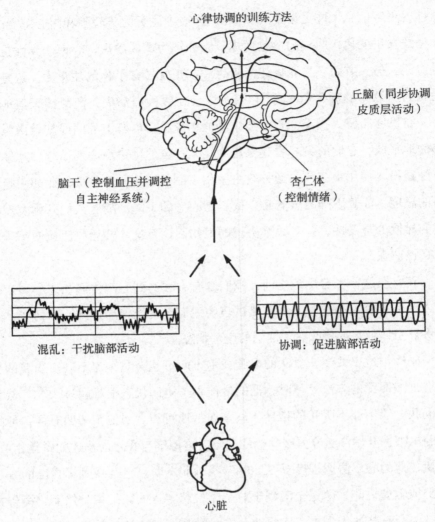

心律协调的训练方法

丘脑（同步协调
皮质层活动）

脑干（控制血压并调控
自主神经系统）

杏仁体
（控制情绪）

混乱：干扰脑部活动

协调：促进脑部活动

心脏

心脏帮助大脑运作

　　一些初步研究表明，心率协调与否会直接影响大脑的功能。心率混乱会干扰大脑的同步运转，而心率协调会促进心脑合作。心律协调会使大脑做出更快、更精准的反应并且在压力下表现得更加出色。

心率协调的益处

很少有方法能比在电脑屏幕上看到自己协调的心率更能说服你，使你相信自己的生理机能是能够轻易得到控制的。当你知道那些曾经饱受心悸和恐慌症的人们是如何痊愈的，以及人们如何掌握了在必要时（比如必须在转学时或在公众场合发言时）管理焦虑情绪的能力，你会更加确信这一点。然而，对我而言，最终说服我的是实验研究在精神病学和心脏病学上都证明了此方法的临床效果。

比方说，斯坦福大学的弗雷德里克·拉斯金（Frederic Luskin）博士从美国国家卫生研究院（National Institutes of Health）得到了一笔研究经费，来帮助患有严重心力衰竭和水肿（最严重的肿胀）的病人达到心率协调。通常来说，焦虑和抑郁加剧了他们的身体症状——呼吸急促、疲惫和水肿。六周治疗过后，学会控制心率协调的那一组病人的压力程度和抑郁程度都发生了明显的变化，分别下降了 22% 和 34%。他们的身体状态（外出时不再会呼吸急促）也出现了显著的好转，提高了 14%。这与接受传统治疗的对照组的结果形成了鲜明的对比。对照组所有病人的症状都比实验初加重了。

在伦敦，6 000 名大型企业的高管人员，比如壳牌公司、英国石油公司、惠普公司、联合利华、汇丰银行都接受了心率协调的训练课程。在美国，数千人在心数研究所受训，其中就有摩托罗拉和加州政府的职员。针对这些参与者的后续试验表明，他们的训练能够帮助他们消除从物理、情感和社交层面上积累起来的压力。

受训一个月后，参与者的身体状态发生了惊人的改变。相关数据表明，受训者血压大幅下降，与减重约二十斤的效果相当，是无盐饮食成效的两倍。另一项研究表明，他们的荷尔蒙平衡（hormone balance）也得到了显著改善。每周训练心率协调三十分钟，一周五天，坚持一个月后，受训者体内的"年轻荷尔蒙"（youth hormone）——脱氢表雄酮（dehydroepiandrosterone，DHEA）的比例也翻倍了。与此同时，他们体内皮质醇（cortisol）的比例也下降了23%。皮质醇是一种典型的压力荷尔蒙，和血压上升、皮肤老化、记忆力减退以及注意力涣散有关。女性参与者的经前综合征得到了显著好转，易怒、抑郁和疲惫程度都下降了。这种内分泌变化反映出身体的生理平衡正得到全面的恢复，更令人震惊的是，做到这一点无需冥想或服用合成激素（synthetic hormone）。

　　练习心率协调似乎也有益于免疫系统。免疫球蛋白A（Immunoglobulin A，IgA）是与致病因子（病毒、细菌和真菌）战斗的防线。IgA不断在黏膜表面所有有感染风险的部位更新，比如鼻、喉、肺支气管、小肠及阴道。志愿者们被要求回忆一件令他们愤怒的事，仅仅是回忆这件事就让他们的心率混乱了好几分钟。混乱过后，IgA的分泌量平均六小时之内都处于下降状态，他们对感染的抵抗力也随之下降。该研究还表明，回忆一段正能量的往事会触发数分钟的心率协调，IgA分泌量在之后六小时也会增长。[①]匹兹堡的研究人员早在《新英格兰医学期刊》（*The New England Journal of Medicine*）十多年前的一项研究中便证明了我们的压力等级会直接影响感冒几率。

---

① 乔恩·卡巴·金（Jon Kabat-Zinn）博士在麻省理工大学医学院（University of Massachusetts Medical School）进行了一项著名的正念冥想临床项目研究。一家生物科技公司的员工参与了这项比较研究。在为期八周的训练中，脑电图（electroencephalogram）检测到冥想组的抗体滴度（antibody titer）大幅上升，这表明他们大脑受到的积极影响增加。戴维森（Davidson），J.K.T.，乔恩·卡巴·金等，《正念冥想产生的脑部和免疫功能变化》（*Alternations in Brain and Immune Funtion Produced by Mindfulness Meditation*，刊于《心身医学》（*Psychosomatic Medicine*）65（2003）：564—570）。

压力越大，患临床疾病的几率越大。这可能归咎于负面情绪对心脑系统和免疫系统的影响。每一次我们与同事、配偶，或是路人发生争执后，抗感染的能力在六小时内都处于低迷状态。看起来只有心率协调才能确保身体健康。

对公司经理的研究表明，这些高管人员在学会自我调适心率协调状态之后，常见的压力症状骤减。训练六周后，声称经常或几乎一直受心悸折磨的管理人员的比例从惊人的47%下降到30%，三个月后，这一数值下降至25%。身体紧张症状也从41%降至15%，后又降至6%。失眠从34%下降到6%，精疲力竭从50%下降到12%，包括背痛在内的各种疼痛也从30%下降到6%。一些参与者表示，精神疲惫已经成为了工作的"常态"，就好像工业革命初期身体疲惫对于矿场和工厂工作而言再平常不过一样。这些受训的管理人员在学会调整生理反应来适应工作要求后，也获得了防止能量过快消耗的能力。

心理学上的数据也同样惊人。声称大多数时候都"焦虑"的大型企业员工比例从33%（每三个人中就有一个）下降到5%。"不满意"的员工从30%下降到9%，"生气"的员工从20%下降到8%。实验的参与者说他们现在有能力处理自己的情感。他们还说，练习达到心率协调状态让他们意识到愤怒和负面情绪有百害而无一利，免除了这些烦扰后，工作日也更加令人愉悦了。

我们之前提过的查尔斯身上也发生了这些变化，只是转变是一点点发生的。他回忆道，在受训之前，遇到什么烦心事他都会"在心里反复思量"，他惊讶于他竟在这种糟糕的生活状态下坚持了这么久。那时经理的话常会使他陷入糟糕的状态，有时甚至持续好几个小时。他没法摆脱这些负面情绪，甚至影响到了夜晚的入睡。他夜不能寐，躺在床上辗转反侧，有时这种情况一连持续数周。他现在更加冷静了，能让经理的话从自己身上轻飘飘地"掠过"。毕竟经理对每个人说话都这样，他就是这么一个人。这是他的问题，而不是查尔斯的。查尔斯学会了让他过热的生理反应冷却下来，以免被负面情绪控制。事实上，他的医生发现他血压下降后惊讶不已，甚至问查尔斯是不是在瞒着他偷偷控制饮食。

当涉及公司业务和社交关系时，学会控制自己内心反应的人在工作时和同事以及上司的关系上都更加和谐。英国公司的高管人员在受训六周和六个月后，都说他们思路更清晰，开会效率也更高了。此外，芝加哥一所大医院的护士在受训后，对工作明显更加满意了。与此同时，病人们也说他们对护理服务更加满意了。受训后那年，护士的离职率也从 20% 降至 4%。最后，针对美国高校学生的研究表明，当学生们学会有效控制自己的内心状态后，他们的抗压能力也显著提高了。受训的学生由于之前没法毕业，所以进行复读。他们每周训练两小时，持续八周，64% 的学生通过了数学测试，而没受训学生的通过率只有 42%。很明显，心率协调不能改变数学知识，但能让学生们在考试的高压环境下更灵活地使用脑内知识。

▎心率协调地生活 ▎

弗朗索瓦兹·多尔多（Francoise Dolto）博士是 20 世纪 70 年代的法国杰出儿童精神科医生。没人比他更了解如何与伴有痛苦情绪的儿童交谈。一个迷路的小孩没法解释是什么让他如此痛苦，任何安慰都无济于事，多尔多会以一个神奇的问题开始他们的谈话："你的心脏有什么感觉？"她知道，这句话直接打开了孩子的心房，略去了杂乱无章的思维构想，诸如"我应该"或"我不该"的教导。她让痛苦的孩子们了解自己体内的生理系统、强烈的愿望，以及那些最终决定他们是否幸福的东西。

成年人也是如此，特别是最理性的那些人，他们倾向于只通过认知脑感知和反应。当他们感知自己的心脏反应后，就踏入了一个全新的未知世界，直面所有的感觉和情绪。一旦达到心率协调状态之后，他们通常会意识到，内在的那个本能自我一直在引领着他们，而且他们也对自身产生了同情之情。

我自己也经常使用心脏的本能。我还记得曾接触过一个年轻的非裔美国病人，她当时承受着巨大的身体痛苦，但是检查和测试没有显示出任何问题。几天后，医生不再做任何检测。病人想要注射吗啡，但由于缺乏明确诊断，医疗组拒绝了这个请求。情形如此紧张，我的同事最后便来寻求我的帮助，看看我能不能从精神病学的角度解决问题。我的同事曾暗示病人，她所有的问题都是脑内臆想出来的，为此她感到愤怒不已。她只肯在母亲在场的情况下见我，而她母亲甚至更加坚定地要继续做身体测试。她们认为，医生拒绝做检测是因为种族歧视，因为她们不是白人，也不是富人。

那一天漫长而艰难。我还没来得及自我介绍，对我的侮辱便接踵而至，我起初轻微的恼怒愈加强烈，快要达到愤怒边缘，最后我粗鲁地夺门而去。在走廊里，我意识到血直往脸上涌，内心充满恶毒的念头。就好像一个被小学生嘲弄的老师一样，我开始思考我能给他们制造的所有麻烦，好让他们为他们的"恶行"买单。

意识到自己的内心状态时，我深呼吸两次，让自己进入心率协调状态，将注意力集中在心脏上，然后开始回忆和儿子在诺曼底的夕阳余晖中钓滨螺的场景。突然，我身体的另一部分开始闪现新的想法。很明显，这位年轻女性对全力帮她的人如此愤怒，肯定是因为之前遭受过很多痛苦。她肯定已经被拒绝和误解了很多次。我对她的态度肯定没有改变她对医院和医生的想法，他们中大多数都是白人。毕竟，我的工作难道不就是帮助性格古怪、他人都对其避而远之的患者吗？如果我作为一名精神病学家都不能成功地和她交流，那还有谁可以呢？而且，我怎么能有"复仇"的幼稚想法呢？这完全不是在治病救人啊！

突然，我想到了一种和她相处的新方法。我应该回到房间里，告诉她，"你有权从我的同事和我这里得到最好的治疗。如果我们没有满足你的期望，我真的很抱歉。如果你愿意的话，我希望你能告诉我在你身上发生了什么以及我们的不足之处。"一旦对话开始，我可能会从中找到足够的信息来确诊她痛苦的根源。或许我还会建议她别再检测身体了，那些测试不仅无益而且会让人感到不适，相反，她应该尝试接受一种更有效的疗法。这么做我又能损失什么呢？我以这种全新状态回到了房间，并且提出了我的建议。她们的敌意看起来似乎逐渐减轻了。我们展开了一段开诚布公的对话。我发现，这位女性曾在寻求紧急治疗的时候被人打发走，还曾受到过一名医生的侮辱。渐渐地，我们之间的对话越来越亲密了。最终她让母亲离开了房间。然后，我们谈到了她作为妓女和瘾君子的经历。她现在遭遇的痛苦中有一些仅仅是由于她停止吸食海洛因而出现的症状所引起的，这些都能轻易解决。我许诺会帮她减少因戒毒而遭受的痛苦，而且我们建立起了极为良好的关系。她相信我最终一定会帮她，我也很高兴能够完成我作为医生的工作。我第二次踏出了这个房间时，想起第一次的经历不禁害怕地打了个冷战，因为我差一点就出于愤怒而停止了对她的治疗。

单亲妈妈克莉丝汀（Christine）在掌握了进入心率协调状态的方法之后，曾在离婚期间和她五岁的儿子托马斯（Thomas）之间发生过类似的事。周六早上，克莉丝汀本来要带托马斯去动物园，但是托马斯不想找自己的鞋子。克莉丝汀要赶时间，这时她听到脑海中那位最好的朋友曾对她说的话，"如果你不管管你儿子邋里邋遢的习惯，它会越来越糟，然后你就得一直这样管着他，直到他进入青春期！"克莉丝汀于是开始训斥她的儿子，由于托马斯长期不爱捡拾自己的东西，最后总是导致他们迟到。托马斯坐在地上，双臂交叉，满脸委屈，好像立马就要开始大哭。这是最后一根稻草。克莉丝汀本就由于家庭破裂而焦虑紧张，这下她决定丢下托马斯，让他跟着那天来帮忙的母亲走。儿子总是利用自己的情绪来欺骗自己，她决心不再让儿子称心如意。

坐进车子里后，她仔细审视身体内部的感觉。她仍旧既生气又紧张，当她意识到美好的一天甚至是周末都可能会被这个灾难性的早晨糟蹋时，她的负面情绪更加强烈了。但是后来她开始使用训练时进入心率协调状态的方法，在内心平静下来之后，她产生了另一种想法。要是托马斯今早迟到和缺乏条理的原因不是平常的邋里邋遢呢？要是它背后的原因是父母离异给他带来的压力呢？她设身处地地想了想，如果她是一个五岁小孩，疑惑不解，却又不能表达自己的恐惧和不快，她会怎么做呢？她还想象，如果自己的妈妈一直因为一些没穿鞋子之类的芝麻大点的小事朝自己乱发脾气，她会怎么反应。她给自己的儿子树立了怎样的榜样？难道她想让托马斯像她刚刚一样，通过摔门而出来处理情感压力吗？

她突然意识到自己必须冒着"丢脸"的风险，回家和托马斯谈谈。她对儿子说："对不起我刚刚不该那么生气，毕竟去动物园也没有那么重要。重要的是你刚才有点难过，鉴于我们三个现在的处境，你不开心也是正常的。当人们难过的时候，通常就不爱捡拾东西。我也很难过，这就是为什么我刚刚那么容易生气。但是我们意识到这点后，问题就很容易解决了。"

托马斯抬头看着自己的母亲，开始放声大哭。克莉丝汀张开双臂抱紧他。过了一会儿后，托马斯重新展开笑颜，和妈妈一起度过了愉快的一天。那天，托马斯比往常更有条理，注意力也更加集中。一旦心率协调解放了情感能量，我们通常就能找出恰当的办法以及词语来彼此和解，而非不欢而散。当我们这么做的时候，我们就不会再浪费能量了。

心率协调能带来内心平静，但它的目的不是为了放松。它旨在让我们更高效地行动。每天我们都可以练习心率协调。你在心率120次/分和心率55次/分时都可以进入心率协调状态。它的最终目标是：无论是在比赛或战斗的兴奋中，还是面临败北失利的痛苦，抑或是胜利的喜悦甚至是狂喜时，都能保持心率协调。

那些第一次体验心率协调并经常练习的人收到了奇妙的疗效。他们的焦虑和抑郁得到控制、血压下降、脱氢表雄酮（DHEA）分泌量下降、免疫系统活跃度上升——这些初步结果表明心率协调不仅减缓了衰老进程，而且倒拨了生物钟。不管多么难以置信，这些结果也说明了为什么压力会给我们的心理和生理带来那么大的负担。压力给我们造成的伤害有多大，内心平静给我们带来的好处就有多大，对此我毫不吃惊。

然而，对于那些一生坎坷或是内心创伤尚未痊愈的人来说，凝视自己的内心可能会带来痛苦和焦虑。在这种情况下，我们没法寻觅到心率协调的源头。这通常是因为受到创伤后情绪反应过于猛烈，以至于情感脑和心脏没法用同样的方式工作。心脑系统不再是指南针，却成了一面随风飘荡的旗帜。这时，另一种神奇有效的方法能够帮助身体恢复平衡，它可追本溯源至做梦机制：眼动脱敏与再加工（eye movement desensitization and reprocessing，EMDR）。

第五章

眼动脱敏与再加工：大脑的自愈机制

在一同度过了完美的一年后，马克（Mark），这个莎拉（Sarah）曾坚信会与她共同步入婚姻殿堂的男人，毫无预兆地离开了她。在此之前，他们的关系中没有显现任何问题。他们的身体似乎是为彼此而生的，而他们充满活力的大脑（他们都是律师）总是在所有问题上意见相同。马克身上有太多莎拉为之着迷的地方了：他的声音、他的味道、他不绝于耳的洪亮笑声。她甚至喜欢马克的父母。他们规划了未来的一切。可是有一天，马克敲开她的门，怀中抱着一棵绕着长丝带的橘树，手中握着一封信，马克告诉她，这信里写着难以启齿的话。信中的话冷酷而残忍。他又和前女友复合了，前女友和他一样是天主教徒，他们打算结婚。信中写道，他决心已定，不会更改。

▌脑内的创伤▐

那天下午之后，莎拉再也没法回到从前了。以前她意志坚定、值得依赖。可是现在，一想起这件事，她就会焦虑症发作。她再也不能坐在一棵室内树旁，尤其是一棵橘树。任何时候她拿着一封写着她名字的信，就会心跳加速。有时候，不知为何她会出现闪回现象（flashback）：马克离开她的场景就在眼前，好像一切又重新来过一样。晚上，她有时会梦见马克，然后由于害怕被惊醒。她的穿衣风格、走路姿势，甚至是笑容都和以前不同了。很长一段时间，她都没法谈这件事，那种屈辱和尴尬交织的感情让她没法开口。她深感屈辱，并思考她怎么会如此看错马克呢？她同时也感到尴尬，只要她一回忆起那件事眼中便饱含泪水。谈这件事是不可能的，她几乎连一句话也说不出来。语言的力量似乎显得那么微薄、苍白。

莎拉的故事和我们自身的经历都说明了创伤会在脑内留下印记。哈佛医学院精神病科的一项研究展示了那印记可能具有的形状。在该研究中，一些在经历严重创伤后患上"创伤后应激障碍"（posttraumatic stress disorder，PTSD）的人，躺在正子断层扫描仪（positron emission topography）中，听着描述事件的录音。在重温恐惧的数分钟内，扫描图像显示了他们大脑活跃和沉默的部位，很明显杏仁体及其周遭区域被激活，它们是情感脑控制恐惧的中心。实验者的视觉皮质层也处于激活状态，就好像他们在眼前寻找事件的图片。更不可思议的是，负责语言表达的前额叶皮质层的布洛卡区（Broca）"失活"（deactivation），处于某种麻醉状态。正子断层扫描仪的神经信号证明了那句病人们常说的话，"没有语言能描述我的经历。"

心理学家们知道，这些脑内伤疤很难消除。人们常在受伤后数十年还继续为此痛苦不堪。这现象在战争受害者的身上十分常见，但是平民百姓受伤后也会如此。研究表明，有些女性在遭到性侵后便患上了PTSD，而她们中大多数人即使十年过后仍为之痛苦。值得注意的是，大多数人都十分清楚他们不应该再有这样的感觉。他们知道战争已经结束了，那些经历都是过去的噩梦，惨遭性侵也只是遥远的回忆。他们知道他们现在是安全的，可他们却没有安全的感觉。

▌长期存在的痛苦 ▌

我们对此深有同感，因为，大多数人都经历过"小创伤"，而"大创伤"通常发生于生死存亡的关头，并且幸存者常患有PTSD。我们可能都在小学被人羞辱过，被男朋友或是女朋友残酷地拒绝过，在职业生涯中犯下严重的错误，可能突然就失去了工作。同时，我们可能也经历过一次令人身心俱疲的离婚，情感受到重创。无疑，我们曾私下一人对此思虑再三，获得了朋友和家人的诸多建议，也在杂志上看到过有关这种情况及其应对之法的文章，甚至读过相关的自助书籍。我们从中学会了如何看待这种困境，而且也知道了我们应该对此抱有怎样的感觉。然后，事情最后通常会变成：那些情绪被我们抛在身后，依旧与过去紧紧绑在一起。即使我们的理性（感知）理解已经变化了，在情感上我们依旧感觉受伤。出过车祸的男人在高速公路上开车时依旧感觉不适和紧张，即使他很清楚那场车祸不是他的错，而且他已经在这条高速公路上安然无恙地行驶了很多年。遭性侵的女人在试图和爱人亲热时仍会身体僵住，即使她很明白自己对他的爱以及想要和他亲热的欲望，就好像是认知脑中负责控制生物意识的神经元网络没有和情感脑中解码痛苦情绪的神经元网络连接在一起。

来自路易斯安那州、在纽约大学实验室工作的研究员向我们提供了更多关于情绪痕迹（emotional trace）在大脑内组织方式的信息。约瑟夫·勒杜（Joseph Ledoux）博士孩提时看着他的屠夫父亲切开了牛的大脑，这件事对他影响颇深，直到现在他仍旧着迷于大脑结构。勒杜博士花费了数年研究左右脑的区别，想要了解情感脑和认知脑是如何彼此联系的。他率先指出，恐惧反应的编码区域不在大脑新皮层。他发现，当一个动物学会恐惧时，它的记忆痕迹（memory trace），即脑部吸收或记忆资料时产生的化学变化直接形成于情感脑部位。

在勒杜博士的研究中，老鼠被关在一个地板通电的笼子里。每次铃一响，它们的爪子就会遭到微弱电流的电击。很快，这样重复了几次之后，每次响铃时老鼠就会因恐惧而浑身动弹不得。实验暂停了，它们也依旧恐惧，即使是数月后，当老鼠们再次听到铃声（或是任何与之相似的声音）时，它们都还会害怕不已。然而，我们可以通过在没有电击的情况下重复响铃来"治疗"它们。这种"暴露疗法"（exposure therapy）是行为疗法（behavior therapy）的一种，可达到停止恐惧反应的作用。在"暴露"于这种环境足够长的时间后，老鼠们似乎意识到它们不再需要害怕铃声，因为响铃后它们不会再被电击。即使铃声响起，它们也照常活动。这一发现可追溯至经典条件反射（classical conditioning）理论最早的结论之一，自从巴甫洛夫（Pavlov）的试验之后，暴露疗法通过"暴露"来消灭恐惧就为世人所知。实际上，这看上去就像是恐惧反应的痕迹从老鼠情感脑中被擦除了一样。然而，现实却不是这样。

勒杜医生以及其他与他共事过的科学家，比如现在在庞塞医学院（Ponce School of Medicine）的格雷格·科瑞克（Greg Quirk）博士，他发现情感脑内的痕迹从不会完全消失。只有当前额叶皮质积极阻碍情感脑自动反应时，老鼠们才会显得他们好像不害怕。只要大脑新皮质的控制力下降，恐惧会再度袭来，即使是在治疗过后。勒杜医生还说情绪记忆是不可消除的。暴露疗法似乎一开始对老鼠起效，但实际上它并没有影响情感脑的恐惧反应，恐惧情绪之后还会被再度触发。动物实验的这些结果对病人也同样适用，情感脑的伤疤可能会遗留数十年，蠢蠢欲动，一旦时机成熟便再度显现出来。

我认识宝琳娜（Paulina）时她已经 60 岁了。她向我求助是因为新老板在场时她会毫无缘由地感到不舒服。两周前，由于老板站在她身后，她突然开始紧张不已，因而中断了和一个重要客户的电话。十年前，她也曾因相似的问题而失去工作。如今，她决心有所行动。

我很快发现她有一个暴力的酒鬼父亲。在孩提时，父亲打过她好几次。我让宝琳娜描述最糟糕的一次。她告诉我，她五岁时，父亲买了一辆新车回家，而且心情似乎特别好。她想要借机拉近和父亲之间的关系。当父亲踏进家门时，宝琳娜想，如果她能把车擦得更亮些，父亲就会开心，于是她拿出桶和海绵，开始充满干劲地擦车，一心想要取悦自己的父亲。不幸的是，她没有注意到桶里残留着砂砾，粘在了海绵上。当父亲出来看车时，他发现刮痕从车头一路延伸到车尾，而且车身两侧也布满痕迹。那时，小宝琳娜完全无法理解父亲为什么会突然暴怒。她不知道父亲会做出什么事来，于是害怕地跑上楼，躲进自己房间的床底下。这段往事似乎铭刻在她脑海中，就像相片一般清晰：父亲的腿一点点向她靠近，而她蹲伏在床下，像小动物一样尽可能贴近墙壁。

和那张旧相片一同卷土重来的还有那时的情绪。55 年后，我亲眼目睹她的脸因恐慌而扭曲得变形。她呼吸急促、全身肌肉紧绷，我当时甚至害怕她会在我的办公室里心脏病发作。55 年后，当时的创伤让恐惧淹没了她的整个大脑和身体。

老鼠开始对警示电击的铃声产生恐惧后，不论何时，只要有与原初铃声相似的铃声响起，它们就会害怕得不能动弹。在宝琳娜的例子中，虽然她的老板只是长得有点像她的父亲，也足以让她感到强烈的不适，甚至是在事发多年以后。

一旦我们的认知脑放松警惕、思考能力下降，比方说，当我们喝酒、吸毒、精疲力竭或是被其他事缠身而没法继续控制边缘叶脑的恐惧时，我们情感脑的创伤就会随时再次浮现。这些情况说明，在创伤事件给我们的大脑留下一道深深的痕迹后，认知脑和情感脑真的"失联"了：这两个大脑都各行其是，而不是共同寻找一个能让过去和现在和谐相处的方法。

| 做梦时的眼动运动 |

精神病学家知道 PTSD 患者的两个大脑是"失联"的。他们意识到，PTSD 之所以如此难以治疗，正是因为恰当的想法和经历创伤后不合时宜的情感彼此分离。他们知道，仅仅和病人聊过去的创伤不能将往日的情感记忆和当下理性的想法联系起来，而这对于病人的康复来说却是必要的。实际上，他们知道仅仅是记住那些创伤似乎往往会恶化病人的情况，不会对后者有改善效果。

精神病学家也知道冥想的效果有限。在 20 世纪 90 年代，著名的《美国医学协会期刊》刊登了一份针对创伤后应激障碍治疗的报告。该报告总结道，针对 PTSD 没有真正有效的疗法，只能对其进行干预且效果有限。在同病人的相处中，我对此深有同感。像我的同事们一样，多年来我致力于帮助受情绪创伤的病人恢复正常，却收效甚微，直到有一天，我看见了那卷引人注目的录像带。

弗朗辛·夏皮罗（Francine Shapiro）博士是帕洛阿尔托精神研究所的高级研究员，他发明了眼动脱敏和再加工的方法。我参加过一场展示该疗法的行为医学会议。我之前就听说过 EMDR，但却对此深表怀疑。我不认为让病人模仿睡梦中的快速动眼过程能够对治疗创伤有任何裨益。然而，有一个案例吸引了我的注意力。

玛姬（Maggie）诊断出患有恶性喉癌时已经六十多岁了。医生告诉她，她只有六个月可活，而且会缓慢而痛苦地死去。与她结婚 27 年的丈夫在上一段婚姻中，也被死亡夺去了自己的前妻，造化弄人，她也会死于癌症。当玛姬告诉他医生的判断时，丈夫亨利崩溃了，他说他不能再经历一次那样的痛苦。然后，亨利离开了她。

玛姬震惊不已，并且完全抑郁了。她买了把枪想结束自己的生命。朋友们知道后，劝服亨利回来再次和她在一起。然而，玛姬被亨利深深地伤害了，她夜不能寐。她反复做噩梦，梦见丈夫再次离开了她，玛姬不能忍受和丈夫分开，即使他只是去一趟超市。她听说有研究可以帮助患者从创伤中恢复后，便参加了 EMDR 的一项早期对照研究。

起初，她甚至不能回忆亨利开车离开自己时的情景，一想到亨利在车道上渐渐远去的身影，她就会几乎立马因恐惧而窒息。之后，她得到了一位体贴又关怀备至的治疗师的帮助。当她随着治疗师前后移动的手转动眼睛时，她能够回忆起亨利离开时令她最痛苦的那些片段。很明显，玛姬要花费巨大的力气才能回忆这段痛苦的经历，而且那些记忆就好像在她全身上下编了码一样。她不仅抱怨由此使她产生的恐惧感，还有心跳加速和浑身上下的疼痛感。

之后玛姬又做了一组眼动运动，突然之间，她脸上的表情完全变了。她吃惊地说："我不痛了！"

"就好像你坐在火车上，"她回忆道，"那东西似乎是确实存在于那里的，你盯着它看了一会儿，然后它就不见了。它属于过去了，在你眼前的是另外的东西。不管那是美好的事物还是揪心的痛苦，都已经过去了。你不能再次捕捉到它了。"

她全身的肢体语言都不同了。现在她看起来十分冷静，虽然依旧有些晕眩。在做下一组眼动运动时，她开始微笑了。治疗师停止眼动运动，问她什么感觉。她说："真的很奇妙。我刚才看见我自己站在门廊，目送着亨利在车道上逐渐远去，我想：'如果他不能面对这件事，那是他的问题，不是我的。'我向他招手，然后说'再见，亨利，再见。'你能相信吗？我对他说'再见，亨利，再见……'"

治疗继续进行，玛姬又做了几组简短的眼动运动，她开始主动说话了，自由联想着她在床上逝世的景象。她能看见朋友们都在那儿，她知道她不会孤独一人。到下一组眼动运动结束时，与开始的恐惧不同，她的脸上是全新的坚毅神情。她将手在膝盖上一拍，说道："你知道吗，我要有尊严地死去！"整个治疗大概持续了 15 分钟，而治疗师几乎没说到十句话。

我暗自想："这只是一个病人……或许她特别容易受到影响……或许这

全都是安慰剂效应。"然而，如果这是安慰剂效应，我绝对想在自己的病人身上也引发这样的效果。此前，我真的从没见过这样的事情。

最终让我坚信 EMDR 疗效的是一项刊登在《咨询与临床心理学杂志》（*Journal of Consulting and Clinical Psychology*）的研究，该杂志是临床心理学界要求最高的杂志。八十名受到情感创伤的患者参与了这项 EMDR 研究，80% 的患者在三次持续九十分钟的治疗内都恢复了。恢复率之高堪比抗生素之于肺炎。据我所知，精神病学领域的任何治疗包括最强力的药物，即使达成了类似的疗效，持续时间也不会超过三周。

当然，我担心在这份研究中 EMDR 起效如此神速，或许难以持久。然而，在三次治疗结束后，这些病人还被我们仔细观察了 15 个月，结果与治疗刚结束时一模一样。考虑到如此惊人的数据，如果我还不去学习检验一下 EMDR 就太不正常了。

▎脑部的自愈机制 ▎

EMDR 可追溯至"适应性信息处理系统"（adaptive information processing system），它位于神经系统内，帮助我们心理成长。它的概念很简单：我们一生中都经历过"小创伤"，可是我们大多数人不会得创伤后应激障碍。比方说，你遭遇了自行车事故：你正沿着汽车停车道骑行，有一个人突然在你前面打开了自己的车门，你来不及刹车。生理伤害诚然不可避免，你也有可能受到心理创伤。

在接下来的几个小时或许是几天内，你的身体可能都会处于惊吓状态，你可能会思考这次事故，经常谈起它，做梦也梦见它，次数之多超乎你的意料。第二天，再次跨上自行车时你可能会紧张不已，如果你成功坐上了车，你可能也会对停好的汽车充满警觉。然而，在短时间内，在你的生理创伤恢复后的不久之后，你就能再次骑车了。你会更加注意停好的汽车，或许你已经学会了如何在安全距离内骑车。本质上而言，你已经"消化"了这次痛苦的车祸。就像消化系统从食物中提取对身体有用和必要的部分，拒绝无用的部分一样，你的神经系统也吸取了有用的信息——那些"教训"，并抛弃了事故后不再有用的情感、想法和身体反应等。

弗洛伊德在他的经典论文《哀伤与忧郁》（*Mourning and Melancholia*）中将这个心理消化程序（psychological digestion process）描述为"哀伤劳动"（grief work）。在失去了什么很重要的东西，或者是我们的安全感受到威胁时，我们的神经系统会暂时变得无序，并逐渐获得平衡（即心理学家口中的"体内平衡"）。总的来说，这一程序甚至使我们变得更加强大、更加灵活，也更能适应更多的情况。一些精神病学家满怀信心地表明，正是这个心理消化程序使我们在磨难面前具有更为强大的恢复力。（弗洛伊德写下《哀伤与忧郁》时正值瞬息万变的工业时代，他认为这个时代之所以能高速发展正是由于哀伤在"劳动"。EMDR 是在计算机革命时代和神经科学时代发展起来的，它认为脑部消化系统就是"适应性信息处理系统"。）

然而，在一些情况下我们脑部系统的适应能力往往力不从心。一种情况是造成的伤害太大，比如遭虐待、强暴，或者是失去了一个孩子（就我个人经验而言，失去孩子，或者甚至只是孩子生了场重病，都堪称最令人难以忍受的痛苦，也是最难恢复的打击之一）。另一种严重的情况是受伤时（即使是不那么严重的伤害），我们特别脆弱。这事或许发生在童年，我们身体脆弱无法自我保护，我们的神经系统也没有发展完全。它也可能发生在成年后，只要我们处于生理和心理上的脆弱时期。从这个角度讲，在受到严重的伤害或受害者十分脆弱时，负面事件对个体而言都会变得具有创伤性。

比方说，护士薇拉（Vera）由于长期抑郁并伴有残缺的自我意象（self-image）而寻求我的建议。她认为自己又胖又丑，甚至形容自己"令人作呕"。然而，客观而言，她很有吸引力，体重也在正常范围内。很明显她的自我意象严重扭曲。听她说话时，我发现这种过低的自我评价源于几年前在她临产前几个月发生的一件事。

薇拉清楚地记得那天她在和她的男友，也就是孩子的父亲吵架。薇拉抱怨他不再花时间陪她。男友说自己"太忙了"，但是她知道他在撒谎，并一直推搡他。最后，男友终于屈服了，说出了他一直在逃避她的真正理由："你太胖了，我没见过比你更丑的人！"

薇拉回忆这段往事时无法自制地哭泣。"我认为我已经从中走出来了。"她告诉我。在其他环境下，她可能会如常风趣地回击男友，或许她会说"你自己也不是布拉德·皮特（美国偶像电影明星）"。但是她怀孕的那段日子很艰难，她早就不工作了，她也不确定回归职场时能否再次找到工作。她害怕男友会在孩子出生后立刻离开她，就像她自己的父亲那样。她感觉脆弱无力。这些原因夹杂在一起，让她男友的恶毒评论产生了本不应有的效果，给她带来了创伤。

▎身体的情感记忆 ▎

就如同哈佛心理创伤诊所（Harvard Psychological Trauma Clinic）前主任、神经学家和精神病学家贝塞尔·范·德·科尔克（Bessel Van der Kolk）所观察的，EMDR 假定创伤回忆是一段几乎以原始形态储存在神经系统里的信息。那些创伤事件中的画面、想法、声音、气息、情感、身体感受和即时深深扎根于内心的自我认知（比如说"我很弱"）都储藏在神经网络中，焕发着自己的生命力。这个神经网络基于情感脑，我们对世界的理性认知无法影响它。它装着一堆未经处理的不正常的信息，只需对原来的创伤稍加提醒就能将其重新激活。

组成脑内记忆的任何部分都能帮助人们回想起那段往事，这就是大脑记忆系统所谓的"内容可寻址"（content-addressable）特征。哪怕是一抹前任伴侣用过的香水味都足以让那个人的全部特征重现眼前：样貌、想法和话语，而且，不像电脑需要精准的配对，由于神经系统再次触发回忆只需类比即可，所以哪怕是模糊的提醒也会让我们置身于那段回忆中。这一特征会对创伤性回忆（traumatic memory）产生重大影响。这意味着任何与受伤时相似的画面、声音、气味、感情、想法，或者甚至是身体感受都会让我们完整地回想起那段扭曲地储存在神经系统中的回忆。

我以前在一所综合医院做精神病医师时，对记忆系统的这一功能印象深刻。当时我被叫去检查一位刚从手术室出来的年轻女性。她在全身麻醉后有点混乱，看上去焦虑紧张。护士担心她会在混乱中拔掉身上的管子和静脉注射管线，因此她们用柔软的束带将患者的手腕绑在轮床上。患者立刻完全清醒了，面带惊恐地尖叫着。她用尽全力试图挣脱束带，心率和血压也急速上升，很可能即刻就患上了医疗并发症。我解开了她的束带让她冷静下来后，她告诉我她回想起了童年时继父将她绑在床上，用烟头灼烧她皮肤的场景。手腕的触感让她回想起了那段逼真而不正常的回忆。

EMDR 的目的在于唤回创伤回忆的所有组成部分——视觉、情感、认知及最重要的生理记忆（身体里残留的受伤的印象），然后让病人随着治疗师摆在他们面前的手快速地前后移动眼球。这一过程刺激了我们与生俱来的"适应性信息处理系统"，此前它没法独自新陈代谢这些不正常的记忆。

大脑的自愈系统没法独自处理那些记忆，而 EMDR 的观念能通过与睡眠中的快速眼动运动相似的眼部运动向大脑的自愈系统提供必要的帮助。就像某些植物和已经使用了数百年的自然疗法能帮助伤口自愈，EMDR 的眼部运动似乎也加快了心理创伤的自愈过程。

通过眼动运动病人似乎能在不同的清醒状态下，自发地在大量相关记忆的网络中进行自由联想。他们开始频繁地看见与该创伤相关的其他场景，要么是因为它们本质相似（比如说，他们会想起之前经历过的分手），要么是因为它们触发了相似的情绪（比如说，四岁时被堂兄锁在了行李箱里）。它们也可能都快速地触发了强烈的情绪，虽然在联想之前这些情绪都被压抑着。EMDR 的眼动运动似乎在帮助我们快速进行与目标创伤回忆有关的所有联想。这些联想被激发后，似乎能更快地与储存当前恰当信息的认知网络联系起来。正是通过这一联系，能够激发出患者成年人的一面——他们不再软弱无力，也不会再被过去的威胁伤害——能与情感脑联系在一起。这全新的一面能够代替神经系统中恐惧或绝望的印记，一旦这些印记被成功替代，一个全新的人似乎就产生了。

在进行 EMDR 治疗多年后，我依旧惊讶于它的成效。我完全理解我的许多同事，这些精神病学家或治疗师们依旧对此持怀疑态度，就像以前的我也曾长期质疑 EMDR 一样。然而，没有多少疗法能像 EMDR 治疗一样能引起我的兴趣。

第六章

实践中的 EMDR

莉莲（Lilian）是国家知名剧院的演员和戏剧教师。她在世界各地演出，深知自控能力对舞台演出的重要性。然而，她现在坐在我的办公室里，因为她的老对手——恐惧——控制了她。

她今天的恐惧源于几周前被诊断出患了肾癌。当我研究她的过去时，她告诉我，在她还是个女孩时，她的父亲曾几次强奸她。她现在面对疾病时的无力感可能是她童年的回音，那时的她深陷在绝望中无法自拔。

莉莲开始告诉我，在这么多年的传统治疗中，她总是长谈乱伦和她与父亲的关系。她不认为重温这些记忆会有帮助。"我真的已经走出来了。"她说。

但是她的童年经历，包括疾病、彻底的无能为力和恐惧，与对癌症的焦虑之间的联系过强，我实在无法置之不理。她最终同意使用 EMDR 再次重温那些记忆。

第一次做眼动运动时，她的全身反应都表明她再次陷入了童年恐惧中。她的脑中突然闪过一个念头："难道那不是我的错吗？难道一切不都是因为我在后院摔倒了，我父亲在医生那里看到了我的生殖器，才会发生后面的事吗？"就像大多数性侵受害者一样，莉莲认为自己也要对那些恐怖的行径负部分责任。我让她继续想想她刚说的那些话，并再做 30 秒的眼动运动。这次她说她不觉得这事归咎于她。她那时只是个孩子，父亲应该照顾她、保护她。现在事实很清楚了，她绝不应对那次性侵负责。她只是单纯在玩耍的时候摔倒了。对一个活泼爱冒险的小女孩而言，这简直再普通不过了。我认为，莉莲已经开始用成年人的理性思维来看待那段在情感脑中扭曲的记忆了。

在做下一次眼动运动时，她的情绪变了。她不再恐惧，反而义愤填膺。"他怎么能如此对我？我妈妈怎么能容忍这样的兽行这么多年？"她的肢体感觉也发生了变化。几分钟前她还能感觉到颈后的压力和发自内心的恐惧，而现在她的胸部和下巴都紧绷着，这通常是愤怒的表现。

一些心理治疗学校认为治疗性侵受害者的目的在于：将他们的情绪成功地从恐惧和无力引导为对施暴者合理的愤怒。只要病人的内心发生了变化，EMDR治疗也能达到相同效果。事实上，又进行了几组眼动运动后，莉莲认为自己是一个在情感上被抛弃并且惨遭性侵的小女孩。她对那个小女孩产生了深刻的怜悯之情。就如同伊莉莎白·库伯勒·罗斯（Elisabeth Kübler-Ross）描述的悲痛阶段一样，她的愤怒转变成了悲伤。然后她意识到她已经变成了一个有能力的成年人，可以照顾那个小孩了。她想起了保护自己孩子时的凶劲，她将那时的自己描述为一头母狮子。最终，一点一点地，她说出了父亲的故事。第二次世界大战时，年轻的父亲曾活跃于荷兰的抵抗组织，却被拘留并惨遭折磨。童年时，她总是听妈妈和祖父母谈起这事，说父亲自那以后就和以往不同了。莉莲感到胸腔内逐渐涌起对父亲的遗憾、同情甚至是理解。现在她眼中的父亲是一个对爱和同情充满渴望的男人，可他坚强麻木的妻子和父母却没有理会他。他们都深陷于一个情感毫无容身之处的文化传统中，无法自拔。

几分钟后，莉莲认为自己的父亲是一个迷失于世间的灵魂，他经历了如此惨痛的折磨，"足以把他逼疯"。最终，她认为"现在的父亲就是一个走路颤颤巍巍的老男人。他生活得如此艰辛。我为他感到悲伤。"

在大约一小时内，莉莲的情绪从一个弱小的受害者的恐惧，变成了对施暴者的接受甚至是同情，这是我能想象出的最为成熟理智的表现。在如此短的时间内，她经历了哀伤的所有阶段。

看着这次治疗过程中莉莲取得的进步，我觉得数月甚至是数年的心理治疗像是都被压缩进了这短短的九十分钟之中。

适应性信息处理系统被刺激后，她似乎对过往，即她孩童时遭受的一切和作为一个成年女人具备的成熟观点之间建立了必要的联系。一旦联系建立完成，储存的扭曲信息就被消化了，或者说被"代谢"了，这是生物学家们的说法。记忆已经无力释放不正常的情绪了。莉莲甚至能回忆第一次被强暴时的情形，并毫不畏惧地仔细省视它。"就好像我现在只是个观察者，"她说，"我远远地看着它。这只是一段记忆，一张图片。"

当失调的边缘叶脑丧失了影响力后，记忆也不再影响身体。它的力量消逝了。这是很大的进展。然而，过去受到的伤害就像是我们身上尚未痊愈的伤口，并不会随着痛苦回忆的消失而消失。

直到莉莲释放出全部的悲痛后，她才发现了以前没有察觉到的，没有开发出的内心的力量。她更加平静地直面自己的疾病和严峻的病情诊断。她成熟地和医生合作，探索大量的癌症辅助疗法，凭着自身出色的洞察力聪明地将它们为自己所用。更为重要的是，她即使在患病期间也能充实地生活。与莉莲每周见一次面的心理治疗师对她突然的转变大吃一惊，有一天甚至打电话问我到底发生了什么。除去他治疗莉莲时将其乱伦的经历置之不理外，我们又做了什么不同的事呢？事实不会撒谎。和大多数有类似经验的医疗从业者一样，莉莲原来的治疗师不久便接受了EMDR的训练。从那以后，EMDR就成了她疗法的一部分。

接受EMDR治疗三年后，莉莲如以前一般生气勃勃，尽管她得接受手术、化学疗法和放射疗法。这次大病让她获得了内在的力量，现在从某种程度上来说她甚至容光焕发，而且她也期待着日后继续这样生活着。（EMDR明显不能治疗癌症。但是，它在莉莲的整体治疗中发挥了重要的作用，在其他患重病或患危及生命疾病的病人身上也同样如此。）

▍科索沃的孩子 ▍

适应性信息处理系统通常对孩子起效更快。这可能是因为小孩的认知结构更加简单，联想渠道也更为有限，因此加速了起效的过程。

科索沃战争结束几个月后，我在佩奇做情感创伤医师。有一天，我检查了一对未成年兄妹。战争期间，他们目睹了父亲被杀死，那女孩当时才15岁，被人用左轮手枪指着脑袋强奸了。从那以后，她再也没能跨入自己的卧室。而那男孩为了逃离危险，和舅舅一同跑到了屋顶上，舅舅被手榴弹炸死了，男孩自己的腹部也严重受伤。

从那以后，这两个孩子就一直处于焦虑的状态。即使战争已经过去了，他们的睡眠质量还是很糟，几乎不吃饭，也不出门。儿科医生常去看他们，对此忧心忡忡，更别提他还是这家人的朋友。他爱莫能助。

我工作的一部分是教医生诊断PTSD。有一次我上完课后，那名儿科医生问我是否能为那两个孩子做些什么。听医生说完他们的故事后，我怀疑我是否真的能够帮到他们，特别是我不会说他们的语言，只能通过翻译展开工作。当孩子们回忆起那些惨痛经历时，他们的情绪很紧张。然而，在初始阶段，我就惊讶地发现，第一次眼动运动后，他们便不再情绪低迷了。我当时想着，或许在译员面前，他们太害羞没法有效联想，或是受到的伤害太大，不能持续联结情感（在精神病学中，这被称为"抽离"现象）。令我吃惊的是，他们在第一阶段结束时说，回忆起那些残忍的画面已经不再让他们难受了。虽然这明显是一个积极的记号，但这种程度的"治愈"对当时的我来说似乎是不可能的。我肯定，在接下来的几天内我们就会发现问题没得到真正的解决。

一周后我回到佩奇打算继续治疗，想用其他方法再试一次。当我听他们的姨妈说，第一次EMDR治疗的当晚，他们就正常吃饭了，这是事故发生以来的第一次，我震惊了。那晚他们一觉睡到天亮，这也是好几个月来的第一次。那女孩甚至在她自己的卧室睡觉。

难以置信。我试着寻找理由——可能这对礼貌而温顺的孩子不愿告诉我实情，也可能是他们只是不愿再回答任何与那段惨痛记忆有关的问题了。也许他们认为在我确定他们的病症消失之后就会离开。

可是，我一看见他们就发现有些东西真的变了。他们微笑着，甚至是大笑，就像是和平地区无忧无虑的孩子一样，而之前他们还抑郁悲伤。他们的精神似乎也恢复了。我的译员战前曾在贝尔格莱德学医，他确信这对兄妹发生了转变。

然而我依旧怀疑 EMDR 的真实疗效。几个月后，我遇见了几个专攻儿童 PTSD 治疗的心理治疗师。他们向我证实，比起成年人，孩子们在治疗中通常会反应快得多，而且负面情绪也更少。事实上，我离开科索沃后在小学生中做的第一个 PTSD 对照实验就证明了，EMDR 对于那个年龄层的孩子是有效的。即使实验的结果不如科索沃的那两个孩子所呈现出的那般令人震惊，也比其他疗法有效得多。

▍快速眼动疗法之战 ▍

快速眼动疗法发展史中最令人纳闷的地方之一，就在于它在精神病学以及心理学学术界遭遇的反对之声。2000 年，据创伤后应激障碍最常使用的数据库达特茅斯退伍军人管理局医院的飞行员数据库（PILOTS' Database at Dartmouth Veterans Administration Hospital）统计，快速眼动疗法是创伤后应激障碍对照临床实验使用最多的疗法。由于这些实验惊人的结果，三个元分析（meta-analyse，负责分析所有已有研究）得出下述结论：EMDR 的疗效至少是现存所有疗法中最出众的。诸多例子表明，EMDR 似乎是目前最易使人接受及起效最快的疗法。

然而，如今许多美国大学的圈子依旧认为EMDR富有争议（不过法国、荷兰、德国和英国的反对声较小）。美国的高校科研人员甚至抨击EMDR，说其"不久便会被人们遗忘"，并称之为"一种市场营销技术"。纵观医学史，这样的争议是正常的。当人们无法解释重大医学突破的理论基础时，固化的机构便会有组织地发起强烈反抗，尤其是当这些疗法属于自然疗法，看上去又"太过简单"时。

　　最著名的例子之一可能也是与EMDR最相似的，就是菲利浦·塞麦尔韦斯（Phillipe Semmelweis）医生的故事。塞麦尔韦斯是一名匈牙利的内科医生，他证明了产科消毒（无菌）法的重要性，比李斯特（Lister）和巴斯德（Pasteur）发现细菌早了20年。当时，在产房工作的塞麦尔韦斯医生只是名年轻的副教授，他目睹着超过三分之一的女性产后数日内就死于产褥热。最可怜的是维也纳妇女，她们虽然知道去这些诊所生孩子带来的风险之大可能会让她们丧生，但她们还是在威胁下屈服了。

　　眼界非凡的塞麦尔韦斯医生建议下述实验：以前接生医生不对手进行任何护理就进行切除手术，现在他们必须用石灰洗手后才能触碰病人的生殖部位。然而这个想法很难推行，因为这时细菌还没被发现，人们很难相信明显干净的手会传播隐性无味的致死物质。

　　不论怎样，塞麦尔韦斯医生的实验效果惊人。一个月后，产后死亡率就从三分之一降至二十分之一，但是塞麦尔韦斯医生却因此丢了饭碗。他的同事们厌烦了用石灰洗手，发起抗议并解雇了他。塞麦尔韦斯医生和他疯狂的想法被世人嘲笑，尽管事实证明他是正确的。在他因精神病死后数年，巴斯德和李斯特就通过实验证明他的发现是有科学依据的。

　　近期，精神病学界发生了类似的事。美国食品及药物管理局（FDA）花了二十多年的时间才意识到锂盐对治疗躁郁症（bipolar disorder）的出色疗效。人们当时认为锂盐只是一种自然的矿物质，是由金属和酸组成的盐，它对中枢神经系统的功效不明，自身的运作机制也是个谜。因此，传统医学界强烈抵制用锂来治疗。

一个更近的例子发生在 20 世纪 80 年代初期。当时的传统医学界坚决否认胃溃疡可能是由一种叫幽门螺杆菌的细菌导致的，而且能够通过抗生素得到治疗。虽然实验结果充分证明了这一点，但是人们还是花了十多年才接受了这个新观点。[①]

| 快速眼动疗法和梦 |

事实上，我们还是不知道快速眼动疗法是如何产生这些惊人疗效的。哈佛大学神经生理学实验室的罗伯特·史蒂克戈德（Robert Stickgold）博士提出了如下假说：眼动运动和其他形式的刺激行为都能够激发相似的生理反应（转移注意力），这对大脑重组记忆十分重要。就像在睡眠的梦境中一样，这样的反应也经常发生在眼动运动中。在一篇载于《科学》期刊的关于睡眠生理学的文章中，史蒂克戈德博士和他的同事声称这种形式的刺激能够促使患者回想与情绪联结的记忆。史蒂克戈德博士认为眼动运动能够产生感官刺激，能激发相似的机制运作。其他研究人员在实验初期也证明，眼动运动能强迫身体放松，这使得心率立马下降，体温上升。这表明快速眼动刺激正如心率协调练习一样，强化了副交感神经系统的运转。

史蒂克戈德博士的理论可能也解释了为什么快速眼动疗法即使不转动眼珠也能成功刺激注意力。在梦中，不仅我们的眼部受到刺激，视觉系统也处于兴奋状态，皮肤表面的肌肉也不自觉地收缩。实际上，一些临床医

---

① 另一位澳大利亚医学博士巴里·马歇尔（Barry J. Marshall）发现了它。由于同事不相信这一发现，他最终绝望地吞下装满浓缩细菌的试管，来证明幽门螺杆菌的效果。最终，他确实得了胃溃疡。

师在快速眼动疗法中会通过耳机切换左右声道，或是轮流轻拍或震荡左右手来达到刺激的效果。我们在第八章将会提到，皮肤刺激会直接改变情感脑的行为。

我相信眼动运动，或其他吸引注意力的刺激形式能够让病人专注于当下，并同时再次体验过去的情绪。可能正是这种注意力的双重状态———只脚陷在过去，另一只脚处于当下——触发了大脑创伤记忆的重组。

很明显，我们对适应性信息处理系统以及能帮助它消化负面情绪，或是推动这一系统运转的方法知之甚少。与此同时，多亏了与日俱增的科学研究，快速眼动疗法的有效性得到了证明，其认可度快速增长。如今，快速眼动疗法的有效性得到了美国心理协会、国际创伤应激研究学会（该机构根据现存的科学标准来挑选创伤后应激障碍的推荐疗法）、英国卫生部的认可，以色列和北爱尔兰的卫生部也在关于精神病发后有效心理干预的报告中证明了该疗法的有效性。在法国、瑞典、德国和荷兰，医学院和心理学系也开始教授快速眼动疗法。

快速眼动疗法与其他治疗方法结合运用时通常会发挥疗效，这些方法包括行为认知疗法（cognitive-behavior therapy）、婚姻疗法（marital therapy，帮助另一半从婚姻中形成的旧创伤中恢复过来）及心理动态疗法（psychodynamic therapy）。快速眼动疗法当然和这些治疗形式没有冲突之处，相反，快速眼动疗法通过调动身体及其内部的记忆和矛盾，会补充这些传统疗法，使治疗进行得更快更容易。

当然，在汗牛充栋的分析快速眼动疗法疗效的研究中也不乏负面回馈。一些研究甚至表明，快速眼动疗法对病情不会产生影响。摆在医学界眼前的一个严峻现实是：精确判断快速眼动疗法的疗效并理解它确切的运作机制十分困难。然而，知道疗法中起作用的是什么，却不等于知道它的运作机制。对于抗抑郁剂也同样如此：一些研究表明，根据美国食品及药物管理局的现存数据，抗抑郁剂几乎不比安慰剂更有效，然而大多数抗抑郁剂的使用者依旧认为它在适当的场合下是有效的。在接下来的日子里，若有新证据能证明这一治疗情绪疼痛的新方法有效，对其进行仔细分析依旧必不可少。

▎创伤虽"小"，伤痕久存 ▎

与此同时，找到一条治愈创伤的有效之路可能可以改变精神病学和心理治疗学科。19世纪末，欧洲精神病学的领军人物皮埃尔·让内（Pierre Janet）以及弗洛伊德都提出了一个大胆的猜想：日常临床治疗中出现的大部分心理问题，如抑郁、焦虑、饮食失调（eating disorder）、酗酒（alcoholism）和吸毒都是由创伤事件导致的。虽然这一理论大力推动了相关医学领域的发展，但不幸的是，它缺乏能快速减轻情绪创伤的疗法。

快速眼动疗法清除扭曲的情绪痕迹后，心理问题通常就会彻底消失，一个新的人格由此诞生。快速眼动疗法不仅帮助治疗心理疾病，而且会解决这些疾病的病因，这完全改变了以往医生对待病人的方式。由于"小"创伤在普通人的生活中十分常见，并且导致了许多除PTSD之外的疾病，因此使得人们更加受益匪浅。

一项澳大利亚研究证明了"微小"的情绪休克（emotional shock）会产生多种后果。研究人员花费一年的时间来跟进由于汽车车祸而被送进急诊室病人的情况。那年年底，这些病人接受了一系列心理检测。超过半数人在车祸后患上了精神疾病，而在所有反常症状中创伤后应激障碍是最少见的。其中最常见的病症是轻度抑郁、焦虑症或者是恐惧症。很多患者仅仅是饮食功能失调，或酗酒或吸毒，没有其他症状。我们从中得出的主要结论是：创伤事件给我们留下的情绪创伤即使已经过去，却依旧回响不绝。而创伤后应激障碍远不是唯一需要我们对这些痛苦经历进行审视的病症，面对任何形式的抑郁或焦虑，我们都应系统地从患者的过去寻找它们的病根。只有这样，我们才能尽可能多地擦去悬而未决的情绪伤痕。

我在前一章提到的那个叫薇拉的护士，对自己的外貌十分焦虑，除非全身减肥，否则她根本不会去照镜子。在开始第一轮眼动运动时，我让她想象自己在镜子中的裸体形象，她觉得难以忍受，如果将痛苦程度从 1 到 10 打分的话，她给自己打 10 分（实际上，她说的是 15 分）。

做第一轮眼动运动时，她集中注意力于那个令自己讨厌的裸体画面。她脑海中首先浮现的就是前夫在她因怀孕而增重时充满嫌恶的表情和话语。她仿佛又听到他说："你是我这辈子见过最丑的……"薇拉重新陷入了回忆中，强忍了三年的泪水夺眶而出。我们继续进行眼动运动，大约两分钟后，她突然面带怒色。她转向我，不解地说："当时我怀着孩子，那是他的孩子！他怎么能这么对我？"我让她别说太多，简单地想想就好，然后再次开始眼动运动。

几分钟后，她开始微笑。我问她在想什么，她笑着说："我前夫就是个没用的人渣！我简直不能忍受他！"又做了几轮眼动运动后，我引导她重新想象自己在镜中的裸体形象，她说："就是一个有过两个孩子的 30 岁的普通女人的裸体。"她整个人似乎都平静下来了。

尽管快速眼动疗法的治疗结果令人震惊，但是我们不能把它看作万灵药。从我的经验出发，当病症的源头不在过去的痛苦经历中时，这种疗法的效果是有限的。在这种情况下，快速眼动疗法可能会有效，但是起效不快也不明显。

另一方面，其他的自然疗法也能直接影响身体的生理节奏。实际上，情感脑不仅受心率影响，还受睡眠和梦境的影响。情感脑属于一个更大的整体，并与它的节奏同步。太阳的转动会改变昼夜的长度，月亮每月的变化会影响女性的月经，季节的交替也会影响我们的生理机能。接下来我们将看到，这些时间更长的循环周期也会影响情绪状态。

第七章

光的能量：重置生物钟

弗雷德里克·库克（Frederick Cook）医生是一名 19 世纪经验丰富的北极探险家。当他的船和船员被困在北极时，他从没放弃在艰难的自然环境中生存下来的希望。然而，库克医生没有想到他们面临的还有心理挑战。

那时是初冬，他们连续 68 天都生活在黑暗中。库克医生在日记中写道："白昼迅速地缩短，而黑夜明显变得太长了……随着夜深，之前还依稀可见的亮光也被令人沮丧的夜幕遮盖了，一丝丝绝望在我们的内心蔓延。"他发现夜越深，船员们逐渐变得越来越冷漠和悲观。为了鼓舞他们的士气，库克医生决定用明火直接照耀船员们。他注意到，是明火发出的光，而非热量让他们的心情振奋了起来。

早在库克医生之前，便有记录表明光和日会影响人们的心情和欲望。我们在春天比在冬天更开心，这一事实过于明显，以至于我们都忘了可以借此改善心情并提升能量。光线能直接影响，甚至是控制情感脑的主要功能。而昼夜的长度能控制野生动物睡眠和起床的时间，它甚至能控制大多数重要的欲望，包括食欲和性欲，以及探索的欲望和好奇心。

实验室中的研究表明，同环境温度的变化，或是与花粉的接触程度，抑或是其他同季节变化有关的因素相比，光线对情感脑的控制力是最大的。光线通过眼睛进入大脑，神经冲动被传递至下丘脑的一组特殊细胞里。下丘脑是情感脑的主要输出部位，也是身体的荷尔蒙控制中心。它直接影响食欲、性欲、睡眠周期、经期、体温调节和心情。

由于我们和动物的边缘叶结构相同，光线也会相似地影响我们的欲望和生理功能。当然，人造光的出现已经将我们从过去由太阳升落决定的严格作息周期中解放出来。然而，即使是在一个典型的阴天，室外日光的强度都是室内照明光线强度的 5~20 倍。正因如此，人造光不能替代太阳对我们生理规律的影响。

身体的所有规律

睡眠、做梦、体温、荷尔蒙分泌和消化都根据一天 24 小时的循环周期而调节着，这很大程度上与我们的入睡时间无关。这一不断循环的 24 小时周期导致我们跨越时区时通常会有时差。即使我们在新的时区里依旧晚上 11 点入睡，早上 7 点起床，最初那几晚的睡眠时段也与做梦、体温或皮质醇的释放循环无关，这些循环周期继续自行其是，按照自己的生物钟运作。若周六晚上我们去开派对，比平时晚四小时入睡，情况也是如此。我们可能还是睡了 8 个小时，但是这段时间的睡眠和体内潜在的其他规律是不同步的。比方说，最后 4 小时的睡眠进行时，我们的皮质层水平和体温已经开始上升了。这就是为什么第二天我们会感觉精疲力竭、体力不支（当然，酒精也是一部分原因）。

然而，光线的照射能直接改变大多数人体内的循环周期。就像向日葵每天都朝着太阳怒放，我们的下丘脑也会根据不同季节日照时长的变化而调整自己。经过恰当的调整，下丘脑会精准控制我们体内荷尔蒙和神经肽的分泌量。

当冬天日照时间缩短时，大约三分之一的人感觉到自身某些被下丘脑控制的基本欲望发生了变化。这变化看上去有点像冬眠的症状：渴望碳水化合物（如面包、通心粉、土豆、糖）、更加嗜睡、能量下降、性欲降低、不愿进行新的工作、思维变缓。十一月到三月期间，生活在纬度 40° 以上的地区（如美国的纽约、西班牙的马德里）的人口中，有十分之一的人会患抑郁症，并受上述冬眠症状折磨。考虑到这个"季节性情绪失调"更多地影响的是生理欲望，而非造成心理伤害，所以与其说它是心理问题，不如说是身体问题。

当弗兰克（Frank）来见我时，他已经被这症状折磨了两年，可是我却惊讶地发现自己明显没法从心理学上解释这一点。四十多岁的弗兰克是一名成功的商人，英俊友善，可以轻松地谈论自我，也能自然地回答我提出的私人问题。虽然他的人生也有跌宕起伏，但是我认为那些过去的痛苦经历已经不会再给他的当下生活造成影响。虽然事业偶有压力，但是都在界限之内，他已习以为常并将其描述为"富有挑战性和刺激性的困难"，而不是"令人难以承受的重压"。

然而，在过去两年，弗兰克逐渐变得身体虚弱，患上了慢性疲劳，思维受阻，睡眠不安，颈部和肩部还伴有痛感，为此他咨询了多名医生。最终，他已无法胜任全职工作。由于弗兰克在背部和颈部有典型的"触发点"（trigger points，只有一枚硬币大小，对医生的压力检测十分敏感），他被诊断患有"纤维肌痛症"（fibromyalgia）。

世人对纤维肌痛症知之甚少，只知道患者虚弱而疼痛、行动无力。患者和医生都对此感到焦虑，因为治疗这种病本来就是靠打持久战，而包括抗抑郁剂在内的各种传统疗法都无法完全对它起作用。纤维肌痛症患者认为自己只是身体出了问题，不愿听从内科医生的建议去看心理医生或服用抗抑郁剂。

我不认为我能比其他心理医生做得更多，不论是传统意义上的还是非传统意义上的，他们已经向他提出了各种各样的建议。看过那么多医生，弗兰克尝试了各种各样的手段，从服用营养品、接受心理治疗到服用消炎药，可是几乎都没什么效果。在他的回忆中，我惊讶地发现了病情伊始的一个细节。他清楚地记得，有段时间他睡眠质量不高，早上起床也很困难，之后他就开始出现了各种症状。这发生在身体感到疼痛之前。而且，他的睡眠出现问题时是在十二月初，正是白天急速变短的时候。

就像其他心理医生一样，我建议弗兰克再尝试一种新的疗法。我告诉他，这次可能会有效，他完全不会受到伤害，甚至不会感到不便。这是我第一次尝试使用日出仿真器，它的效果完全出乎我的意料。

从 20 世纪 80 年代末期开始，美国国家心理卫生研究所及其他机构的研究人员就进行实验，尝试用光照疗法（light therapy）来治疗有明显季节模式的抑郁病症。他们证明了每天在亮光设备下照射 30 分钟（大约是普通灯泡光强度的 20 倍），两周内这种季节性的抑郁就能得到好转。然而，病人们常抱怨每天不得不在灯盒面前坐 30 分钟，而且该疗法的长期疗效并不尽如人意。最近十年，西雅图的华盛顿大学的大卫·艾维瑞（David Avery）医生发起了新型光照疗法的研究。人们不用一起床就粗暴地暴露在超强的光照下，只需让模拟的日出光线轻柔地唤醒大脑就行。

▎日出仿真器 ▎

现在是早上六点，房间完全笼罩在一片黑暗中。突然，尖锐的闹铃声在寂静中撕裂了一道口子，迫使你从睡梦中醒来。你的眼皮还很沉重，你粗鲁地将手伸向闹钟，想让这位不速之客销声匿迹。"再睡五分钟"你疲惫地恳求道。这一天的开始可不那么美妙，但是，有没有其他的方法呢？

是的，你确实有另一种选择：使用日出仿真器。若你需要早上 6：00 起床，在 5：15 分时设备就开始慢慢照亮你的房间。慢慢地、逐渐地，它模拟大自然的日出———开始是缓慢的，然后越来越快，经过了数百万年的进化，你的情感脑经这种光信号刺激便能自然醒来。晚上睡了几个小时后，你的眼睛对这种光信号十分敏感，即使是在闭上眼睛后也能感知到这种柔和的转变。当第一缕光线射入你的房间，下丘脑意识到它，然后开始准备温柔地将我们的大脑唤醒。梦要做完了，体温和皮质醇分泌量都开始上升，神经元传输电信号的模式也逐渐从睡眠状态转变为光线唤醒状态，然后变为完全兴奋状态。

近期研究表明，早晨坐在高强度的灯盒前对受冬季抑郁困扰的人来说，可能不如日出仿真器的效果好。这可能是因为日出仿真器控制了身体昼夜节奏（circadian rhythms）的自然调整机制，而非在身体从完全的黑暗中苏醒过来后就突然将其暴露在人造光下。那些担心这种方法过于温柔的人大可放心，有些装备配备了"备用闹钟"，它会在日出后响起（购买日出仿真器的更多信息请看第十五章）。

弗兰克满怀期望地开始尝试日出仿真器。他将常用的床头灯插入了小小的电子设备中，使它能像闹钟一样响铃。第二天早上，在闹钟还没响之前，他就被床头灯的亮光从睡眠中唤醒了。一周之后，他苏醒的方式已经不同。他偶尔醒来后，发现早晨到了，还是会再次溜回睡梦中，但这种情况已经很少发生了。这种意识的苏醒和沉睡偶尔会发生一两次，之后他的身体和大脑便越来越清醒，睡回笼觉的欲望也越来越少了。

两周后，弗兰克发现他白天的思维更敏捷，思路也更清晰了。他的心情变好了。几个月之后，他的疼痛甚至也得到了舒缓，虽然它们从没完全消失过。弗兰克在写给日出仿真器的生产公司的信中是这样描述他的感受的："我没法告诉你，你们的产品给我的生活带来了多少裨益。我尝试过的其他任何方法都没有给过我这么大的帮助。这个方法的自然特性是一个额外的优点，因为我不太喜欢吃药……我不知道日出仿真器是怎么运作的，但是我现在明显感觉精力更加充沛，逻辑更加清晰，而且充满能量，这让我生命中的每一天都截然不同了。"

或许日出仿真器最美妙的一点就在于，不论我们是否抑郁、是否感到有压力，它都能对我们发挥重要的作用。在我还是个医学生的时候，我第一次接触精神病学是在斯坦福医疗中心，在那里我学习了睡眠的不同阶段以及它和精神问题的关系。我的老师文森特·扎科恩（Vincent Zarcone）博士是当时全世界首屈一指的睡眠研究专家。他告诉我们做梦，也被称作REM（快速眼动，在这一阶段虽然身体极度放松，但由于大脑在这种状态下看上去是完全清醒的，所以也被称为"反常睡眠"）大多数发生在后半夜，那时大脑和身体正准备苏醒过来。这就是为什么我们清晨经常从睡梦中醒来。

我思考了一会儿。我一直觉得在清晨被闹钟从睡梦中吵醒很令人不快，要是我们能在睡梦完成后自然地醒来该有多好！课后，我问扎科恩博士，有没有一种装置能让闹钟在人们完成做梦过程后再响。既然现有的生理学知识让我们了解了快速眼动，那它肯定也能观测到我们是否还处于做梦的睡眠阶段，我们只需将响铃时间延迟至睡梦结束之后。扎科恩博士笑了，他的眼里闪着光，我知道他完全理解了我的问题，那眼神就好像他自己也曾思索过许多次一样。"那会很棒的，对不对？"他说道，"但是据我所知，这样的装置还没有问世，而且你所想的若想真正在日常生活中使用未免太复杂了。"这一对话发生在二十年前。现在，日出仿真器看似是对这个问题的一个明显回答，这让人不禁思索，为什么没有人早点想出这个主意。如果有装置能根据数百万年来进化的法则，让我们毫无不适地迎接新的一天的到来，我们又为什么要让刺耳的闹铃声硬生生地将我们的生理节奏脱离自然状态，迫使我们从梦中醒来呢？

这一无缝技术给我们生活带来的好处可能远不止防止心情由于季节的变化而恶化，或者是更舒适地在清晨醒来这两种功能。不过撇开这一有趣的技术，传统的光学疗法在许多条件下也能达到相同的效果。研究表明这些疗法能稳定经期、改善睡眠质量、减少对碳水化合物的渴求、减少冬季暴饮暴食的次数，对那些身体拒绝吸收抗抑郁剂的人也有改善病情的效果。

最近，加利福尼亚圣地亚哥分校的研究人员发现，健康男性在经亮光照射五天后，睾丸素的分泌量较之前增长了 60% 多。

强光箱的上述效果是经过实验证明的，日出仿真器是否也能达到相同效果，我们不得而知。若果真如此，恐怕我们所有人只需改变起床方式就都能极大提高身心健康了。难怪这会成为接下来几年的热点研究领域。

如果光线能通过控制情感脑来改变我们身体的节奏，那么拥有五千年历史的中医则用另一种方式有效地改变我们大脑和身体之间能量的流动。虽然这样的医学系统简单高效，可是西方科学才刚开始探索它的魅力。现在，我们已经对它谜一般的功效有所了解了。

第八章

气的力量：针灸直接影响情感脑

就像两个注定要成为朋友的人初遇时对此毫不知情，我第一次了解针灸时也没有意识到针灸会对之后的我产生多么重要的影响。

20世纪80年代，我还在巴黎学医，之后才奔赴美国继续我的训练。那时我的一个教授刚从中国回来。他读了将针灸引入西方的第一人——法国人苏理莫昂（Soulié de Morant）的一本书，并决定亲自去看看事情的真相。他还用超八毫米电影胶卷拍下了一家北京医院的手术画面，来记录他的发现。

我和200个同学一同目瞪口呆地看着影片中的医生将柠檬般大小的肿囊从女患者敞开的肚子里取出来，而病人还在安静地和医生聊天。唯一的麻醉剂就是插在她皮肤里的几根极为细小的针头。我们明显见所未见。然而，电影一放完，灯光重新亮起，我们都很快忘掉了这部电影。这和我们所学的，以及将要学习的汗牛充栋的西方医学知识都相差太远了。它太不同了，太深奥了。在接下来的十五年，我都没有想起过这部电影，直到那天我去了一趟藏医药研究所，并且和一位医生谈论了抑郁和焦虑。"你们西方人，"他说，"认为心理问题全都是混乱的。当你们看到那些与'焦虑'或'抑郁'或'压力'有关的心理问题能通过身体外显出来时都很吃惊。你们谈论疲惫、体重的增减、反常的心跳的样子，就好像它们是情绪问题的身体表现。对于我们来说，则恰恰相反。悲伤、缺乏自尊、愧疚感、不开心，这些都是身体上出现的问题通过情绪的自我表现。"

确实，我从没这么想过。而他关于抑郁的观点就和西方医学中的一样合乎情理。他继续说道："事实上，这两种观点都错了。对我们来说，情绪问题和身体问题都只是一件事不同的两面——能量，也就是气（Qi）循环失衡。"

当时，我迷惑了。我对此的认识基于笛卡尔的传统训练，在"精神"和"物理"之间应该有严格的界限，因此我当时还没准备好谈论"气"。而且我也没准备好去相信一种潜藏着的、统治性的"能量"同时影响我们的身体和精神领域，尤其是它还无法被客观地衡量。但是这位藏医继续说道："有三种方法能够影响气：通过冥想使其再生；通过食物和草药；以及直接通过针灸。我们通常用针灸来治疗你们所谓的抑郁。如果疗程足够久，疗效会很明显。"

我没有继续认真听下去。他还提到了冥想、草药和针灸，但是我不再认同他的观点。除此之外，他一提到治疗需要花的时间较长，我就立马认为它一定有安慰剂效应，即病人对没有真正起效药物的治疗做出的反应。当病人得到细心规律的照顾，并对医生的技术有足够的信心时，安慰剂通常能发挥效果。我认为，既然针灸师做的是这么一回事，那针灸所产生的任何效果一定都是安慰剂效应。我得出这个结论后，礼貌地倾听了一会儿便找了个借口离开，继续我的工作。这是我第二次错失良机，但这次经历给我留下了深刻印象。

一两年后，我在匹兹堡第三次接触到针灸。周六下午，我在街上遇见了一个曾在门诊部诊断过的病人。当时她身患严重的抑郁症，却拒绝服用我开出的抗抑郁剂。但是我们当时相处融洽，所以当我们重逢时，我问她近况如何以及病情是否得到了好转。她笑着看着我，有些犹豫是否要对我坦诚相告。我当时看上去肯定十分坦诚直率，因为她最终告诉我，她在针灸师那里接受了治疗。她已经接受了四周多的治疗，并且感觉良好。

要是我之前没有和那位藏医聊过，我肯定会认为是安慰剂效应在起作用。就像我之前提到的，安慰剂效应在抑郁症的治疗中十分常见，事实上，只有三分之一的临床研究在对比抗抑郁剂和安慰剂疗效时，能够证明药物治疗更加有效。但是我立马想起了针灸的事，我必须承认，我有点生气，因为这种疗法虽然和我的疗法不同，却发挥了更好的疗效。我决心探索这一奇怪的医术。针灸对人体自然和大脑的影响力之大，直到现在都令我震惊。

| 科学和针灸 |

首先，根据医学记载，针灸可能是地球上最古老的医术。在过去的五千年中，人们发现了很多安慰剂：没有效用的植物（其中有一些是有毒的）、万灵药、龟粉等。但是据我所知，它们无一从日常医疗的考验中幸存下来。当我开始认真对待针灸后，我发现世界卫生组织在1978年曾正式发表报告，承认针灸是一种可接受的、有效的医疗方法。而且，当时美国国家卫生研究院发布的一份报告在学术界广为流传，该报告得出的结论是：针灸至少对某些疾病是有效的，比如术后疼痛及孕期或化疗期出现的恶心等。那之后，英国医学协会2000年的报告也得出了相似的结论，还扩大了针灸的适用病症，比如背痛。

然后我发现，如果针灸真的是安慰剂，动物就应该和人一样对其敏感。一些实验明确表明，刺激兔子爪子上一些与人体止痛部位相似的点，能够起到"麻醉"效果。更具有说服力的是：若将已被麻醉的兔子的脑脊髓液（cerebrospinal fluid，充盈在大脑和脊髓中的液体）注入另一只未被麻醉的兔子体内，后者也不再感到疼痛了（若注入的是安慰剂液体，则起不到这种效果）。因此，这至少证明了针灸能使大脑分泌止痛物质，而不仅仅是安慰剂效应。

在国际科学文献中，一系列研究肯定了针灸对各种疾病的效用，这些疾病不仅包括抑郁、焦虑和失眠，也包括肠疾、对烟草及海洛因上瘾，甚至是女性不孕不育（针灸能使人工授精的成功率翻倍）。《美国医学协会期刊》的一项研究甚至表明，刺激一个针灸穴位便能使 80% 胎位异常的胚胎在母亲的子宫内得到纠正。

▌个人经历 ▌

受这些令人信服的针灸发现的影响，科学家们后来还进行了更加令人震惊的研究（稍后我们会谈到它们），但是当时，我所获得的这些信息已足以激励我对针灸进行进一步研究。我曾听说过一个叫克莉丝汀（Christine）的针灸师。她不按常理出牌，用"五行针灸法"（five-elements acupuncture）治疗病人的情感问题。正是她使我那位抑郁症患者的情况好转。所以我想，要想了解针灸，应该从她入手。

克莉丝汀不是一名医生，但是她用针灸治病已经有 25 年了。她的办公室坐落在一个被树木环绕的乡村塔楼上，房间的四面是白色的墙。白天，日光总是会透过为数不少的窗户照射进室内。两把帆布扶手椅并排放置在一间低低的桌子旁。屋内没有椅子，只有一个按摩台，上面盖着一层美国原住民风格、红粉紫色系的桌布。一踏进室内，墙上的字映入眼帘："生病是一场冒险。针灸给了你剑，但是能否康复取决于你。"

克莉丝汀问及我的个人情况时，做了一个小时的笔记。她问了我一些奇怪的问题，比如说，我是否耐热性比耐冷性强；我喜欢吃生食还是熟食；我早晨还是晚上精力更充沛。接着，她立刻给我的双手把脉，这持续了很长时间。期间她双目紧闭，似乎是为了更好地集中注意力。她这么做了好几次。几分钟后，她说："你知道你有心脏杂音，对吧？这不严重。虽然这持续了很长时间，但是它没有影响到你。"

即使是现在，用听诊器听出轻微的心脏杂音都很困难，更别提我从没见过一位心脏病医生能够通过把脉发现这一问题。一般情况下，我会认为她在虚张声势，但是我突然想起来，15年前我曾由于其他病因看过一位心脏病医生，他跟克莉丝汀说过一模一样的话。他听着我的心跳整整五分钟，说："你有轻微的心脏杂音。我认为没人听得出来，这不是个严重的问题。"从那之后我再也没想起过它。而这个女人，怎么可能动一动手指就知道了我的问题呢？

接下来，她让我几乎全裸地躺在按摩桌上。她说，我是"阳"型体质，肾缺"阴"，而肝气"过剩"。说话期间，她用沾有酒精的短布擦拭我身体的不同穴位。她说，用针扎入这些穴位后，我的能量和器官之间的关系就能更好地达到平衡状态。

她选择的穴位主要在我的脚、胫骨、手掌和手腕上，都是些和肝脏或肾缺乏明显联系的部位。我自然很担心那些针。我没有想到它们几乎细若发丝。不知怎地，当克莉丝汀将每一根针充满技巧地、迅猛地插入我的皮下后，我竟毫无知觉。我甚至都没有感受到那种被蚊虫叮咬的刺痛感。我什么也没感觉到。之后，当她轻微地转动或按压针时，我才在身体深处感觉到了微小的放电感。奇怪的是，有时克莉丝汀似乎能先于我感觉到它。她说："啊，这就对了，就是这里。"事实上，半秒之后，我才感觉到有一股电流似乎找到了针，就像闪电分毫不差地打在了避雷针上。克莉丝汀将这种体内的激荡感称为"得气"，并解释道，这说明针已经到达了她想要的那个穴位。"你所感觉的正是气的运动，气被针所吸引。"她说道。

当她用针刺入我的脚中时，我的腰部突然感到一阵短暂的压力。"是的，"她告诉我，"这会对你的肾经起作用，之前我说了你的肾需要阴。我正尝试解决这个问题。"

我对这些"经络"感到惊奇，早在2500年前便有相关记载，这些"虚拟"的线路上下贯穿人体。这些经络和人体的任何实际部位都无关，比如动脉静脉系统或淋巴导管，甚至是皮区。但是它们很明显存在于我自己的身体里。

几分钟后，我的体内扎了十根针，此刻我全身上下充盈着一股冷静和放松的感觉。这感觉有点像剧烈运动后的舒适感。这次针灸后，我感觉全身的能量都焕然一新，我想做很多事，和朋友打电话，出去吃晚饭……

克莉丝汀又帮我把了一次脉。"你的肾阴已经增长到了它应有的水平。我很高兴。"她微笑着说。然后她看着我说："你要给自己留出更多休息的时间。你没有好好地照顾自己。持续地忙碌导致了你的肾阴虚。你冥想吗？冥想能增强肾阴。"她还建议我改变饮食习惯并且服用一些草药。

针灸和大脑

虽然马萨诸塞州综合医院的凯瑟琳·惠（Kathleen Hui）医生和她的团队第一次探索了针灸对大脑的影响，但是直到几年后，另一群科学家在《美国国家科学院院刊》上刊登的文章才真正激发了学术界对针灸的兴趣。只有美国科学院的成员或"特邀嘉宾"才能在该刊物上发表文献。加州大学的曹熙秋（Zhang-Hee Cho）教授和神经学及脑成像领域的研究者欧文（Irvine）想要检测一下 2500 年前的那个理论：针灸刺激小指竟然能提高视力。他将十位健康的测试者放入扫描仪中，然后在他们眼前快速闪现黑白相间的棋盘。这是我们所知的对视觉系统的最强刺激。实际上，脑成像显示，这大大地刺激了脑后部的枕叶区域，特别是视觉皮层。所有实验参与者的视觉皮层都因快速闪现的棋盘而明显变得更加活跃，而刺激停止时活跃强度也停止增长。就如所预料的，他们的脑反应完全正常。

然后，曹医生让一位经验丰富的针灸师刺激中医教科书中描述的"至阴"（Bladder 67）穴位，该穴位位于小指的外围，据说能增强视力。出人意料的是，当针灸师用手指快速转动针的传统方式将针扎入体内时，扫描成像表明大脑的同一片区域，即视觉皮层进入活跃状态。诚然，这次的活跃程度不如棋盘实验，但是实验结果也足够明显，能通过所有数据测试。接下来，曹医生想确定这次的实验结果不是研究人员或实验对象的幻觉。所以，他刺激了大脚趾上的一个点，该点不会和经脉产生关联。然而，视觉区域没有被激活。这一结果令人信服，不过实验依旧没有结束。

中医中最令人震惊的概念就是不同的"体质和心理形态"（morphopsychological），特别是"阴"型和"阳"型。这两种决定性的类型基于每个人对冷热、某种食物、一天的某些时刻的偏好，也基于他们的外貌——甚至是他们小腿肚的形状。古老的记载表明，刺激某个穴位会对不同的病人产生完全相反的效果，这取决于他们的类型，因此提前确定他们的类型十分重要。因此，曹医生让针灸师先确定了每位实验者的类型，然后再观察阴型人和阳型人在小脚趾的至阴穴受到刺激后的反应。最后，他再检查了一下，是否两组不同的人在看见快速闪过的棋盘会出现相同的反应：刺激开始时视觉皮层活跃，刺激停止时则进入沉寂状态。刺激至阴穴位时，所有阴型人都做出了相同的反应——刺激开始时视觉皮层活跃，刺激停止时恢复正常。然而，令人难以置信的是，在阳型人身上则呈现了相反的效果。针灸刺激使视觉皮层"失活"，当刺激停止时视觉皮层恢复正常。

现代生理学中没有任何与阴阳型人差异相似的知识。但是正如中国古籍中提到的，我们可以预测，不同的人用同一根针刺激同一个穴位，大脑做出的反应会是截然不同的。面对这一惊人的结果，就像我25年前一样，西方科学家放弃了对针灸的思考。

对于保罗（Paul）来说，针灸不是个理论问题。他多年来深受抑郁困扰，几个月前开始服用标准抗抑郁剂，但毫无效果。为了治疗背痛，他问诊过我们医院补充医学中心的针灸治疗师托马斯·奥斯特（Thomas Ost）。

虽然治疗主要针对背痛，但是奥斯特从保罗回答的问题中发现他也患有抑郁症，所以他提议，在头骨上多打两个穴位，根据一些中医研究，这能减缓抑郁。保罗后来说，在第一节治疗半途中，他感到曾阻碍他大脑思考的"雾正慢慢消散"。他感到全身都更轻了，也更加自信一点了，即使他依旧有抑郁开始后便出现的喉咙处的异物感。

经过几次每周一次的治疗后，他感到又有几层雾缓慢散去了。然后，他的喉咙没事了。一点一点地，他的睡眠质量变好了，两年来第一次重获能量。最后，他的自信也回来了，不仅如此，他开始渴望和妻女待在一起，在工作上开展新项目。在那些中医研究中，针灸似乎能同抗抑郁剂一样，对他的病症以相同的方式和相同的速度起效。

当然，为了确保万无一失，保罗从没有停止服用抗抑郁剂，所以有可能是抗抑郁剂起效慢而已。然而，保罗在做第一节针灸时第一次出现了轻松的迹象，这是不争的事实，这表明是针引发了身体复原。当然，这两种疗法可能互相强化了彼此的疗效：在针灸刺激了情感脑的自愈机制时，可能抗抑郁剂也起到了相同的效果。

西方和亚洲的针灸师都深知，针灸能有效减缓压力、焦虑和抑郁。然而，西方对这些效用的研究和认知都极少。少数西方研究已经证明了针灸的这些效果。一家耶鲁大学附属医院的研究表明，针灸能够控制病人的术前焦虑，可用作抗焦虑药［如安定（Valium）和安定文（Ativan）］的替代物。但是针灸的使用依旧十分有限，毫无疑问，这是因为就像眼动脱敏和再加工一样，我们同样不明白针灸的起效机制。

在哈佛，针灸的一个类似机制已经公诸于世。凯瑟琳·慧医生在马萨诸塞州综合医院（世界最大的研究脑功能成像的中心之一）的一个研究团队的帮助下，展示了针灸是如何直接影响情感脑的。刺激手背拇指和食指之间的某一点就能部分麻醉痛苦和恐惧。这个点——"大肠经原穴"

（LargeIntestine 4），又被中医称为"合谷穴"，是最古老，也是最常进行针灸的穴位。实际上，它以控制疼痛和焦虑闻名。刺激皮肤似乎能使我们与情感脑"对话"，并直接影响它（我们在不是通过眼动运动，而是通过刺激皮肤的 EMDR 中也能观察到这种情况）。

卡洛琳（Caroline）的经历能证明针灸的惊人用途。她也是我们补充医学中心奥斯特医生的病人。她 28 岁时做了一场恶性胃癌（aggressive cancer of stomach）手术。术后第二天，她依旧疼痛不已，只有她自己按需注射吗啡才能解脱。可是她对吗啡的耐受性很低，注射吗啡后她会陷入混乱，有时还会做剧烈的噩梦。她需要立刻找到吗啡的替代品。

由于我们当时的研究项目与针灸有关，所以她能够得到奥斯特医生的治疗。治疗开始时，卡洛琳沉浸在疼痛中，几乎都没注意到托马斯将三根细针插入了她的手掌、腿部和腹部，并调整了 45 分钟。然而，第二天，她几乎不再使用吗啡了。根据护士的记载，24 小时内她只服用了三小剂止疼药。两天后，她感觉疼痛几乎已经消失了。而且她感到自己变得前所未有的强大和坚定，相信病情会得到好转，也下定决心不会让医生的悲观心态影响到自己。她的焦虑似乎也和疼痛一同不见了，同时却没有出现任何类似于吗啡止疼药的典型副作用。

哈佛大学的研究表明，针灸实际上能够让情感脑控制疼痛和焦虑的区域停止运转。该研究让我们明白了，为什么针灸对卡洛琳会有那么令人震惊的疗效。研究人员对不再感到疼痛的兔子和海洛因上瘾者戒毒期间的状况都进行了研究，表明针灸能刺激内啡肽分泌。这些大脑分泌的小分子能发挥与吗啡或海洛因相似的作用。

研究人员开始研究针灸的另一种机制：它似乎能直接影响自主神经系统两大分支之间的平衡。它明显能让"加速器"交感神经系统偃旗息鼓的同时，让生理"刹车"副交感神经系统变得活跃。因此，针灸能促进心律协调。

总之，针灸能帮助重塑自主神经系统的平衡。在之前的章节中，我们提到这种平衡对保持良好情绪和身体健康、减缓衰老、规避突发性死亡都有重要意义，在著名期刊如《柳叶刀》《美国心脏病学期刊》和《循环》上都有所记载。这种生理平衡是否也和中医在 2500 年前就记载的"生命能量"，即"气"的平衡有相似之处呢？可能气的功能并非一种，但是平衡自主神经系统无疑也属于它的作用之一。我们在第三章提到冥想能够影响自主平衡，在下一章我们将说到食物也有这一效果，针灸也是如此。这三种方法正是传统中医和藏医中能够影响"气"的渠道。

21 世纪伊始，我们见证了世界医疗和科学文化前所未有的交流。就像是一条新的"西北航道"穿越了白令海峡，东西方伟大的医疗传统之间似乎也已经架起了一座桥梁。功能成像技术（Functional imaging）和分子生物学的发展开始帮助我们理解脑、管辖情绪的分子（如内啡肽）、保持自主神经系统的平衡以及管理古人说的"生命能量的福流"（flow of vital energy）之间的关系。这些多样的关系可能会促成一种全新的生理学。一些学者如华盛顿特区乔治城大学的生理学教授和生物学家甘蒂丝·柏特（Candice Pert）就把生理学称为"统一的身心系统"（unified mind-body system）。

针灸只是中医和藏医影响"气"的三种良方之一。其他两种方法通过精神状态控制生理机能（冥想和锻炼心律协调都是如此）以及用饮食改变"气"。现在我们西方人正在更加深入地了解这种东方医学。不过，对传统东方医生来说，仅仅使用针灸或努力达到良好的身心平衡状态，却不关注支撑身体新陈代谢的部分——饮食，是毫无道理的。然而，当今的西方精神病学家和心理治疗师几乎完全不涉及饮食这一领域。而与此同时，科学研究却发现饮食能影响我们对压力、焦虑和抑郁的控制管理，这些发现能够马上运用于实践中，给我们带来好处。

第九章

饮食革命：ω-3 脂肪酸供应情感脑

帕特丽夏（Patricia）的第二个儿子出生时她已经三十岁了，一年前她刚生完第一个孩子。她的丈夫雅克（Jacques）骄傲又开心。第一个儿子出生后，他们的家庭生活充斥着小小的幸福，他们也深切地渴望第二个孩子的降临。但是令雅克惊讶的是，帕特丽夏现在看上去并不开心。她情绪多变，容易抑郁，对婴儿也不关心，想要独处，而且有时会莫名其妙地、难以自制地流泪。她曾经多么喜欢给第一个婴儿喂奶，现在看起来连这也成为了一种负担。

帕特丽夏得了产后抑郁（baby blues），即女性生产之后的抑郁。大约十分之一的年轻母亲都会遭受这种病的困扰，这一现象越来越令人担忧了，因为它让父母没法享受婴儿降生时的正常喜悦之情。婴儿的身体状态堪称完美，雅克的饭店也蒸蒸日上，可是为什么帕特丽夏不开心呢？雅克和帕特丽夏都无法理解这突如其来的悲伤。医生试着用"激素变化"（hormonal changes）的说辞打消他们的疑虑：怀孕，特别是产后会出现这种现象，可是医生的解释没有真正起到作用。

过去十年，人们开始用一种全新的视角看待帕特丽夏的问题。在帕特丽夏生活的城市纽约，大脑最重要的摄取物之一——必不可少的 ω-3 脂肪酸的日摄入量特别低，在英国、法国和德国也同样如此。这些人体无法产生的脂肪酸（所以才说它们"必不可少"）对大脑的构造及其平衡的维持至关重要。它们是胎儿通过胎盘所吸收的主要营养物质，也正因如此，在妊娠的最后几周，西方母亲们体内本就微少的 ω-3 脂肪酸还会大量减少。

婴儿出生后还会继续通过母乳吸收 ω-3 脂肪酸，它是母乳的主要成分之一。喂奶进一步减少了母亲们自己所获得的 ω-3 脂肪酸。如果刚生完第一个孩子就生第二个，就像帕特丽夏这样，而且如果母亲对这些脂肪酸的主要来源，即鱼和贝类的摄取量都不足，就极易患抑郁症。

美国、法国和德国产后抑郁的发病率是日本、新加坡和马来西亚的3~20倍。医疗杂志《柳叶刀》表明，这与西方及亚洲国家不同的人体对鱼及贝类摄取量有关，不能简单地认为，这只是因为亚洲人倾向于掩藏抑郁症的病症。如果雅克和帕特丽夏生活在亚洲而非美国，帕特丽夏第二次怀孕和生产的经历可能会截然不同。理解这背后的原因是十分重要的。

▌脑燃料▐

大脑是身体的一部分。就像其他器官的细胞一样，脑细胞也在不断更新换代。因此，明天的脑细胞是由我们今天的摄入物质构成的。

神经元领域的一个重要知识是，大脑的三分之二都是由脂肪酸构成的。这些脂肪酸是神经细胞膜的基础组成部分，脑内以及大脑和身体其余部分的神经细胞交流都是通过这层"膜"进行的。我们摄入的食物直接与这些细胞膜融为一体，并且变成它们的一部分。如果我们摄入大量饱和脂肪（比如黄油或动物脂肪，它们在室温下是固态的），脑细胞的硬度也会变得和这些脂肪一样。相反，如果我们摄入的大多为不饱和脂肪（它们在室温下是液态的），特别是当这些不饱和脂肪是 ω-3 脂肪酸的时候，神经细胞膜就会加速流动而变得灵活，细胞膜之间的交流也会更加稳定。

这些营养物质对生物行为产生的影响是惊人的。当实验室白鼠的饮食中缺乏 ω-3 脂肪酸的时候，在短短数周内它们的行为就发生了惊人的变化。它们变得焦虑，不再学习新的任务，在压力下会陷入恐慌（比如试图从水池中逃出去）。或许更值得重视的是：若通过饮食摄取的 ω-3 脂肪酸含量过低，感知快乐的能力也会下降。为了激起这群白鼠的快感，实验人员向它们注射了剂量大得多的吗啡，而众所周知，吗啡极易带来快感。

另一方面，一组欧洲研究人员表明，若饮食中长期富含 ω-3 脂肪酸（比如爱斯基摩人每天就食用高达 16 克的鱼油），传递能量和情感脑中积极情绪的神经递质（neurotransmitter）的分泌量会增加。

胎儿和新生儿的大脑发育速度较快，因此对 ω-3 脂肪酸的需求量也是最大的。最近，《英国医学期刊》上的一项丹麦研究表明，在怀孕期间吸收更多 ω-3 脂肪酸的母亲生下的婴儿更重、更健康，而且早产的概率也更低。另一项刊登在《美国医学协会期刊》上的丹麦研究表明，喂奶超过九个月以及摄入大量 ω-3 脂肪酸的婴儿在 20 年或 30 年之后，会显示出比其他人更高的智商。在那些鱼的摄入量以及母乳中 ω-3 脂肪酸含量最高的国家中，母亲们患产后抑郁的风险也低得多。但是 ω-3 脂肪酸的作用绝不仅限于此。

▌本杰明的危险能量 ▌

起初，本杰明不知道自己怎么了。作为一家大型跨国制药公司生化实验室的领导，他向来能量充沛。他 35 岁了，以前身体从没出过任何问题，可现在却觉得疲惫不堪，兴趣缺失。起初他认为这可能是由迟迟未好的感冒导致的，但事实上，这不仅仅是病毒感染。

他一到办公室就关紧房门，避免与同事接触。他甚至以过于忙碌为由，让秘书取消了几个重要的约会。时间一天天过去了，他的行为变得越发古怪。他不能逃避的那些会议让他特别紧张。他感觉自己无能而脆弱。他认为所有人都比他消息灵通，比他更具创造力和活力。他深知，自己的自卑情绪被人察觉到只是时间问题。

他独自一人待在办公室里时，有时会关上房门哭泣，他一直告诉自己无缘无故就感到沮丧实在是太荒唐了。他每天都想着可能会被公司解雇，并在心里琢磨着该怎么向妻儿开口。

由于本杰明是一名医生，他所在的公司生产一种常用的抗抑郁剂处方药，所以他最终决定服药。几乎两周不到，他就感到好多了。他的生活回归常态，他也坚信最糟糕的局面已经过去了。可实际上，他正处在崩溃边缘。

这种抗抑郁剂看似高效，但是由于本杰明的情况时常不稳定，所以他服用了双倍的量。这下，药效看起来"更好了"。如今他每天晚上最多睡四个小时，以此来弥补前几个月他损失的时间。他处于兴奋状态，用略微下流的笑话逗乐他的同事们。一天晚上，他和一位年轻的女秘书一同工作到很晚，她的身体倾向他的桌子，并捡起一份文档。本杰明突然感觉到自己被她强烈地吸引着。他将手放在了她的手上，她被迫同意了。那天晚上，本杰明没有回家。

要不是因为本杰明不久对实验室的一名员工，后来又对另一位秘书做了这种无聊的性骚扰行为，他的行径是不会被曝光的。本杰明的性欲强到难以控制。他压根没想过这会对他的组员造成什么影响。但是不久后，他的女性同事开始讨厌这种性骚扰行为。可是毕竟，在这种环境下，这些女性很难开口对自己的上司说"不"。

本杰明的荒唐行径没有就此停止。他变得易怒，他的妻子已经开始感到恐惧，却不再能影响到自己的丈夫。本杰明强迫她签署银行贷款来给自己买跑车，接着他又将所有的积蓄投进股市，赔得一塌糊涂。但是本杰明在职场上的声誉和成就太受人尊敬，所以没人敢说出来。至少，那时还不敢。

一天，一位同事受够了他的性侵行为和性别歧视的言论，从那之后，他的职业生涯开始分崩离析。这位同事和公司打了很长的一场官司（公司不惜一切代价想留住本杰明），并且用毁灭性的证词埋葬了本杰明辉煌的事业，以及他的婚姻。本杰明万念俱灰，但是在前方等着他的是漫长的折磨。

本杰明无路可退后去见了一名精神科医生，医生对他进行了确凿无疑的诊断。本杰明患上了躁郁症，抑郁和"躁狂"交替发作，与此同时，他茫然不知所措，以至于自己的道德和财务判断都被即时的、满足享乐的需求所控制。这些躁狂症状最初通常是由抗抑郁剂引发的。

本杰明停止用药并且开始服用镇定剂后，情绪平复下来了，多余的能量也不见了。但是，没有了抑郁剂"推着"他向前走，本杰明意识到他的生活已经发生了翻天覆地的变化，因此又陷入了抑郁当中。这次，他抑郁的理由是正当的。

在之后的数月乃至数年中，他尝试了各种不同的药物，却只被不断地拖回到狂躁或是抑郁的深渊中。此外，他对这些药物的副作用极度敏感。他体重上升，即使只是连续服用普通剂量的情绪稳定剂（mood stabilizer），他也会感到行动迟缓，几乎到精疲力竭的程度。他服用的这些抗抑郁剂阻碍了他的睡眠，并再次影响了他的判断。在他原来工作的行业人人皆知他的病史，再加上他身患抑郁，因此他没法找到工作，只能依靠伤残保险度日。但是有一天，他的精神科医生在无法可医下绝望地寻求突破，建议本杰明尝试一种新的疗法。关于该疗法的研究曾刊登在实验精神病学的主要期刊《一般精神病学档案》（*Archives of General Psychiatry*）上。从那之后，一切都改变了。

本杰明当时已经不再服药，每周都会毫无缘由地哭泣好几次，于是他毫不犹豫地决定每天服用九粒鱼油提取物胶囊，每次饭前服用三粒。这种新方法是一个转折点。几周内，他的抑郁就彻底消失了。更令人震惊的是，在接下来的几年内，他只有几天会感到能量过剩。

在治疗开始的两年后，本杰明仍然只服用鱼油胶囊。虽然他现在尚未和他的妻女破镜重圆，但是他已经开始在前同事的实验室工作。我坚信，凭借他出众的才华，他在接下来的几年内一定会再度在职场上呼风唤雨。

哈佛大学的安德鲁·史托（Andrew Stoll）医生第一个证明了服用 ω-3 鱼油能有效稳定情绪并且治疗躁狂抑郁症。在他的实验中，只有一位病人再度发病。实验结果极具说服力，在短短四个月后，研究人员就停止了这个实验。而对照组的病人接受的是橄榄油安慰剂疗法，他们病发的几率远高于使用 ω-3 鱼油的这一组。在这种情况下，再阻止对照组的病人服用 ω-3 鱼油可就有违医德了。

史托医生数年来一直在研究情绪和抑郁机制，他深刻地意识到了 ω-3 鱼油的效果，并著书《ω-3 联结》(*The Omega-3 Connection*) 来陈述他的相关发现。从那之后，科学界的各种研究都表明 ω-3 鱼油的效用不仅限于治疗躁郁症（manic-depression）。

▎电击疗法 VS. 鱼油 ▎

基思（Keith）的父母真的开始担心了，因为老师们说基思不能在课堂上集中注意力，并建议他退学。基思是个性情柔和、反应灵敏的男孩。五年来，他一直没法完全集中注意力。然而，他的父母认为，这可能是由于基思处于青春期，并且持续时间太长所造成的。

尽管基思天性羞涩，而且会时不时陷入沉思中，但是他一直是个好学生。他和母亲关系亲近，并且一直喜欢待在她身旁。最近几个月，基思不愿在学校的咖啡厅吃饭，因为他觉得被这么多陌生人包围着很不自在。接着，在他不得不乘地铁或公交时，他会焦虑症发作。他对自己所谓的"懦夫行径"感到十分生气，可是当焦虑症发作时他又感到手足无措。他越来越担心。

不久后基思开始入睡困难，白天的精力也越来越差，注意力下降。他的成绩开始下滑，被同学们远远甩在身后。

基思过去总是指望着以学习成绩来维系他脆弱的自尊心，如今他感到迷茫，想要自杀。两年来，他尝试使用了各种抗抑郁剂和抗焦虑药物，但是治疗并不成功。他的医生因此甚至尝试让他服用治疗精神分裂的抗精神病药物（antipsychotic）。医生给他的抗抑郁剂中添加了锂盐，并观察了两个月，可是效果依旧甚微。最终，基思的母亲听从精神科医生的建议，带他去伦敦哈姆斯密医院（Hammersmith Hospital）接受精神药理学专家巴赛特·皮瑞（Basant Puri）医生的治疗。

皮瑞医生十分担心基思严重的病情，基思是他所见过抑郁程度测评得分最高的人。而且，他还公开谈论自杀。基思对此有着难以理解的漠然，就好像自杀是能把他从苦难中解救出来的唯一且毋庸置疑的最佳选择，这让皮瑞医生不寒而栗。"既然我总有一天要死，"基思说，"为什么要等呢？为什么我还要继续受这样的苦？"当皮瑞医生想要表明自己的观点时，基思打断他："让我死吧，仁慈点。"

治疗失败后，皮瑞医生知道面对这种深入又长期的抑郁，唯一可能起作用的只有一种方法：电击疗法（electroshock treatments）。但是基思和他的母亲毅然拒绝了。

皮瑞医生审慎地思考了眼前的情况。考虑到基思的病情之重，不顾他和他母亲的意愿让基思住院是完全合乎情理的。让他接受电击疗法也是对他最好的，因为其他所有的疗法都已经尝试过了。时间已经所剩无几，再拖延下去基思就要被他的自毁欲望吞灭了。正当皮瑞医生准备采取电击疗法时，他脑海中突然闪现了另一种疗法。

皮瑞医生想，基思对任何疗法都没有反应，可能是因为他的神经系统出了问题。他想起了自己曾参与过的一个实验，最后他们惊奇地发现 ω-3 脂肪酸能治疗精神分裂症。在这个实验中，病人的抑郁症状得到了明显的改善。他也记得曾在史托医生的书中读到过 ω-3 脂肪酸对躁狂抑郁症患者的疗效。

因此，皮瑞医生对他年轻的病人给出了建议。他向基思解释道，一种基于精制鱼油（purified fish oil）的新疗法可能对病情有所帮助。但是就他所知，疗效十分不确定，基思可能是第一个采用鱼油治疗严重慢性抑郁的病人。不过，如果基思能够保证在接下来的两个月内，绝不伤害自己，并且同意被母亲不间断地看管，皮瑞医生将同意暂且搁置电休克疗法，尝试这种新疗法。基思同意了。

除了基思用了十个月的最后一种抗抑郁剂外，皮瑞医生不再让基思服用任何药物。然后他让基思每天服用几克精制鱼油，以此来促进基思神经细胞膜的更新换代。

效果是惊人的。几周后，曾持续困扰基思数月的自杀想法完全消失了，他在公众场合的不安之感也不见踪影，他又能安然入睡了。九个月之后，伴随了基思七年的抑郁症状全都消失了。他的抑郁程度指数变为零。

皮瑞医生不仅是一名精神科医生，还是一名数学家和脑功能成像领域的研究者。伦敦的哈姆斯密医院也是该领域的顶尖研究中心。在治疗基思之前，皮瑞医生也给自己的大脑做过几次核磁共振成像。九个月后他再给基思做同样的检测时，成像完全不同。基思的神经细胞膜看上去强度增加了，有价值的膜构成要素不再流失，他的大脑结构也得到了改良。

基思的母亲很高兴。她曾为基思的改变而痛彻心扉，而现在那个她熟知的儿子改头换面地回来了。皮瑞医生对基思的改变印象深刻，并在《一般精神病学档案》上详细地描述了这个病例。他甚至发起了多中心研究（在我写这本书时尚未完成），以探究鱼油提取物对所有脑部疾病中最严重、最致命的亨廷顿病（Huntington's disease）的疗效。

在医学领域，对"孤立案例"抱着审慎态度是十分重要的。这种科学家们口中的"孤立案例"指的是某个单一的、特别病人的病例。我们必须克制自己，不要在单一病例，或是一些病例的基础上建立理论，或者是对某种疗法推而广之，不管这些病例的疗法看上去多么卓绝。为了客观地检验疗效，每种看似成功的疗法都需要经过随机安慰剂对照研究（randomized placebo-controlled study）的检验，在这种研究中，它必须与安慰剂疗法做对比，而且病人和医生都不知道哪些病人在接受有效治疗，哪些病人在接受安慰剂治疗。

幸运的是，皮瑞医生在《一般精神病学档案》上发表了基思的病例之后，《美国精神病学期刊》也刊登了一项类似的研究。在以色列，伯里斯·内梅特（Boris Nemets）医生及其在本古里安大学的同僚们研究了一组对一系列抗抑郁剂疗法有抗性的病人，正如基思一样。内梅特医生比较了同种精制鱼油提取物——乙基 - 二十碳五烯酸（ethyl-eicosapentaenoic acid），及相同剂量的橄榄油（虽然有抗氧化作用，但不含任何 ω-3 脂肪酸）的效用。不到三周，这些之前对药物毫无反应的病人中，超过一半的人的抑郁程度大幅下降。因此，皮瑞医生对基思的个人观察被证实成立。之后，同样是在《一般精神病学档案》上，另一份来自英国学者的研究得出了相同的结论。该研究提到，ω-3 脂肪酸能对所有的抑郁症状（悲伤、疲惫、焦虑、失眠、性欲下降及轻生的念头）奏效。《美国精神病学》的另一份来自哈佛的研究也表明，那些"十分情绪化""经常失控"，以及认为人际交往"困难而痛苦"的年轻女性在服用了 ω-3 脂肪酸后，抑郁症状有所缓解，攻击性也不那么强了。

可能等到几年后，传统的精神科医生面对足够的类似研究，才会相信 ω-3 脂肪酸的潜在价值。原因出人意料：鱼油和亚麻籽都是天然产物，不能获得专利。正是出于这一简单的经济因素，那些为大多数抑郁症科学研究付钱的大型制药公司才会对此缺乏兴趣。

同时，大量研究表明 ω-3 脂肪酸和抑郁症可能有重大关联。比如说，

抑郁症病人体内 ω-3 脂肪酸的储存量比普通人低。而且含量越低，他们的抑郁症就越严重。更令人震惊的是，病人摄取的 ω-3 脂肪酸越多，抑郁程度越轻。《一般精神病学档案》上的一项芬兰的大型研究表明，总体而言，那些常吃鱼（一周超过两次）的人患抑郁症的风险更低，轻生的念头也更少。2003 年一份荷兰的人口研究给六十岁以上的老人做了血压测试，该研究也证明，体内存有更多 ω-3 脂肪酸的老人更不容易抑郁。

▌智人的原始饮食 ▌

为了理解 ω-3 脂肪酸对大脑和情绪平衡的神奇效果，我们有必要回溯人类起源。有两种"重要的脂肪酸"：ω-3 脂肪酸和 ω-6 脂肪酸。ω-3 脂肪酸来自海藻、浮游生物及一些叶片，包括草。ω-6 脂肪酸主要来自谷物，也大量存在于大多数植物油和动物脂肪中，特别是那些以谷物为食的动物的肉中。虽然 ω-6 脂肪酸也是细胞的重要组成部分，但是过量则会导致全身的发炎反应，各种各样的问题都会出现（我们稍后会提到）。

现代人类大脑发育的时候，早期的类人猿生活在东非大裂谷的湖泊旁。现在的科学家们认为，这些类人动物的饮食十分均衡，他们会摄入等量的 ω-3 脂肪酸和 ω-6 脂肪酸。这一理想的比例可能为他们产生新的神经细胞打下了坚实的基础，帮助他们开发出新的能力，比如自我意识、语言及使用工具的能力。

如今，我们吃的各种加工食品中都富含 ω-6 脂肪酸，更加之畜牧业中饲养动物的方法广为流传，比如用谷物代替草充当动物的饲料，使得我们体内 ω-6 脂肪酸和 ω-3 脂肪酸比例严重失调。西方人饮食中的 ω-3 脂肪酸和 ω-6 脂肪酸的比例在十分之一到二十分之一之间。一些营养学家这么形容我们的大脑：就像一台本应配有精炼燃料的复杂跑车引擎，却依靠着柴油发动机行驶着。

美国人和欧洲人大脑需求和供给之间的不对等，或许部分解释了为什么西方和亚洲人患上抑郁症的比例相差甚远。在日本或中国的台湾地区和香港地区（这些地区的鱼类及海产品摄入量是最高的），抑郁症发病率比美国低很多，即使考虑到文化差异导致亚洲人倾向于掩饰自己的抑郁症状，这一事实依旧成立。西方抑郁症患者总数在过去50年间迅速增加或许也归咎于此。如今，西方人 ω-3 脂肪酸的摄入量可能连第二次世界大战前的一半都不到，而正是从第二次世界大战开始，抑郁症的发病率才开始大幅上升。

ω-6 脂肪酸过剩会导致炎症。近期的一项医学研究震惊了世人：炎症是导致或恶化西方世界所有重要疾病的原因。这些疾病包括心血管疾病，比如冠心病、心肌梗塞或中风，以及癌症、关节炎，甚至还有阿尔兹海默症。心血管疾病发病率高的国家往往抑郁症发病率也高。该现象表明，这两种疾病或许有相同的病因。实际上，在科学界开始研究 ω-3 脂肪酸对抑郁症的影响很久以前，民间就公认 ω-3 脂肪酸能够治疗心脏疾病。

第一项针对 ω-3 脂肪酸和心血管疾病的大型研究在法国的美食之都里昂进行，研究者为波尔多大学的塞尔吉雷诺德（Serge Renaud）博士和格勒诺布尔大学的米歇尔·德·洛热尔（Michel de Lorgeril）医生。根据《柳叶刀》上的一篇文章，他们声称，心肌梗塞患者在开始采用"地中海饮食法"（Mediterranean diet）之后的两年内，死亡率比采用美国心脏协会推荐饮食方法的心脏病患者低了76%。其他研究也表明，ω-3 脂肪酸能增强心率变异性，防止心律不齐。就如我们在第三章所说的，焦虑和抑郁程度越低，心率变异性就越高。因此，在饮食中 ω-3 脂肪酸和 ω-6 脂肪酸摄入量失衡严重的地区，抑郁症和心血管疾病发病率往往也会一同增加。

抑郁症等同于炎症吗

人们发现 ω-3 脂肪酸能帮助防止和治疗抑郁症后，开始思考抑郁症的本质。我们现在知道，西方世界致死率相当高的冠心病就是一种炎症性疾病，那么抑郁症是否也是一种炎症性疾病呢？抑郁症的炎症理论或许可以解释大量临床观察中的疑惑之处，而大多数只关注血清素（serotonin）之类神经递质的当代理论却对此熟视无睹。

就拿南茜（Nancy）说吧。她第一次抑郁症发作时 65 岁。那时她生命中一切如常，她不理解为什么她突然就抑郁了。可是她的家庭医生指出，她感到悲伤绝望、精神不振、疲惫、注意力涣散、胃口不好，甚至体重也有所下降，所有这些都是抑郁症的典型症状，也符合美国精神病协会对主要抑郁症定下的诊断标准。

六个月后，那时南茜还没接受抑郁症治疗，她持续胃痛。超声波检查表明她肝脏的边缘有一个很大的肿瘤。南茜得了胰腺癌。这种疾病起初经常表现为抑郁而非躯体症状，南茜的情况也是如此。患者在肿瘤大到被人发现前，通常会有全身炎症。虽然这些炎症对个体的影响有时是轻微的，但可能引发病人癌症诊断前的抑郁症状。实际上，抑郁在所有包含扩散炎症的身体疾病中是很常见的，比如感染（肺炎、流感、伤寒）、脑中风、心肌梗塞及免疫力失调。因此我想，典型的抑郁症很大程度上可能也是由炎症导致的。我们不应对此感到吃惊，因为压力本身就会导致炎症，这也是为什么它也会恶化痤疮、关节炎及大多数自体免疫疾病。而抑郁患者在病发前通常长期忍受压力，所以可能是压力相关的炎症直接导致了抑郁症。

哪里能找到人体必需的 ω-3 脂肪酸

ω-3 脂肪酸的主要来源是藻类和浮游生物。鱼和海鲜的脂肪组织聚积了这些脂肪酸，因此当我们将它们吞入肚中时，也摄入了这些脂肪酸。所以，脂肪更多的冷水性鱼是摄取 ω-3 脂肪酸的最佳渠道，而人工饲养的鱼类含有的 ω-3 脂肪酸就比野生鱼的少了。比方说，从大海捕捞的三文鱼是人体需摄取 ω-3 脂肪酸时的上佳选择，而人工养殖的三文鱼就不是 ω-3 脂肪酸的可靠来源。[①]

ω-3 脂肪酸最可靠的来源，同时也是遭到汞、二噁英（dioxin）和有机致癌物污染最少的是小鱼，因为它们存在于食物链底端。这样的鱼类有：鲭鱼（最富含 ω-3 脂肪酸的鱼类之一）、鳀鱼（整条鱼，不是撒在披萨上的去骨腌渍鱼片）、沙丁鱼和鲱鱼。其他也可提供 ω-3 脂肪酸的鱼类是金枪鱼、黑线鳕和鳟鱼。[②]

一些植物也可提供 ω-3 脂肪酸，但通常需要进一步新陈代谢才能真正形成神经元细胞膜。这些植物是：亚麻籽（生吃，磨碎，轻烤皆可）、亚麻籽油[③]、菜籽（油菜籽）油、大麻油和英国胡桃。所有绿叶植物都含有前体 ω-3 脂肪酸（precursors of omega-3 fatty acids），虽然量较少。植物中最佳

---

① 很难准确评估人工养殖鱼中 ω-3 脂肪酸的含量，因为每个农场饲养鱼类的含有重要脂肪酸的混合饲料不同。史托博士在《ω-3 联结》中详尽地阐述了他对 ω-3 脂肪酸的观点，在该书中他表明欧洲农场对鱼类饲料的标准比美国农场高。他还认为，欧洲人工养殖鱼中 ω-3 脂肪酸的含量接近野生鱼（A. Stoll, The Omega-3 Connection, 2001）。

② 虽然鲨鱼和剑鱼也富含 ω-3 脂肪酸，但是受汞污染严重，美国食品药品管理局强烈建议孕妇和小孩避免食用。[美国食品药物管理局消费者建议（FDA Consumer Advisory）]

③ 亚麻籽油若未经冷藏或储藏在阴暗处会滋生毒性。因此，必须购买后一直冷藏并储存在不透明容器中。亚麻籽油的味道不能过苦（即使它本身略带苦味）。

的 ω-3 脂肪酸来源之一是马齿苋（2000 年前古罗马人的基本主食，直到今天希腊人依旧经常食用）。此外，ω-3 脂肪酸还能够从菠菜、海藻和螺旋藻属（传统阿兹特克人的食物中的一种）中提取出来。

ω-3 脂肪酸的丰富来源	
食物	ω-3 脂肪酸含量
100g 鲭鱼	2.5g
100g 鲱鱼	1.7 g
100g 金枪鱼（即使是罐头）	1.5g（当然不包括低脂金枪鱼，因为它不含 ω-3 脂肪酸）
1 勺亚麻籽（可直接食用，也可磨碎或微烤）	2.8g
100g 沙丁鱼	1g
一勺亚麻籽油	7.5g
一勺芥花籽（油菜籽）油	1.3g
100g 英国胡桃	2.3g
一杯马齿苋	0.45g
40g 菠菜	0.38g
一勺海藻（干）	0.27g
一勺海绿螺旋藻	0.26g
40g 水田芥菜	0.53g

那些以草和自然树叶为食的野生动物或家禽的肉中也含有 ω-3 脂肪酸。因此，总体而言，野生动物的 ω-3 脂肪酸含量比家禽要高（至少比那些非有机养殖的家禽高）。家禽吃的谷物越多，肉中 ω-3 脂肪酸含量就越

低。比方说，《新英格兰医学期刊》上的一篇报道就表明，散养鸡肉中 ω-3 脂肪酸含量比以谷物为食的母鸡鸡肉多 20 倍。以谷物为食的家禽肉中 ω-6 脂肪酸含量更高，同时具有促炎性。因此，为了保持 ω-3 脂肪酸和 ω-6 脂肪酸的平衡，必须把肉类的摄入量控制在一周三顿之内，还要杜绝肥肉，甚至是含较多 ω-6 脂肪酸的肥肉，以及会和 ω-3 脂肪酸竞争的饱和脂肪。

几乎所有植物油都富含 ω-6 脂肪酸并且不含 ω-3 脂肪酸，不过亚麻籽油、菜籽油和大麻油是例外，它们的成分中含有至少三分之一的 ω-3 脂肪酸（亚麻籽油中 ω-3 脂肪酸的含量超过 50%，所以是提供这类必需脂肪酸的最佳植物）。植物油也可自由食用，因为 ω-3 脂肪酸和 ω-6 脂肪酸量都不多，因此不会影响它们之间的比例。为了使体内 ω-3 脂肪酸和 ω-6 脂肪酸含量尽可能接近一致，我们应该避免饮用几乎所有的常用烹饪油，橄榄油和菜籽油除外。杜绝煎炸油也特别重要，因为它不仅含有 ω-6 脂肪酸，还有自由基，会导致身体内部的氧化反应。

黄油、奶油和全脂奶制品的食用需适量，因为它们会和 ω-3 脂肪酸相互竞争构成细胞。不过，塞尔吉·雷诺（Serge Renaud）在法国研究了芝士和酸奶，表明这些产品就算是全脂奶，也比其他奶制品毒性更小，因为它们的钙、镁含量高，会降低人体吸收饱和脂肪的能力。这就是为什么美国国家卫生研究所的营养协调委员会的前主席阿尔特米斯·西莫普勒斯（Artemis Simopoulos）医生在她的 "ω 饮食法"（Omega Diet Plan）中表示每天 30 克的芝士是可以接受的。此外，一些新鲜有趣的研究表明，部分以亚麻籽为食（构成了这些动物饮食的 5%）的动物的乳类产品、鸡蛋，甚至是肉或许能帮助乙型糖尿病病人降低胆固醇含量及抗胰岛素现象。未来这些食物可能会成为重要的 ω-3 脂肪酸提供物。

根据现有的研究结果，脑黄金（DHA）及二十碳五烯酸混合物（鱼油中通常含有这两种 ω-3 脂肪酸）的日常摄入量必须在一克到十克之间，才有可能起到抗抑郁效果。实际上，很多人食用含有 ω-3 脂肪酸的补品是为了确保他们摄入的这种营养物质足够纯粹、可靠、质量高。我们可以从生产商那里直接购得一些补品，通常是胶囊或油状物。最好的产品所含二十碳五烯酸和脑黄金的比例也许是最高的，正如蒙特利尔大学前医学系主任大卫·贺罗宾（David Horrobin）医生说的，起到最主要抗抑郁作用的其实是二十碳五烯酸，摄入太多脑黄金可能会影响效果，与脑黄金含量高的产品相比，若混合油中二十碳五烯酸含量高，人们就必须得摄入更多的混合油。实际上，美国贝勒医学院的研究结果表明，单纯的二十碳五烯酸补品无抗抑郁效果，这与脑黄金研究结果形成了鲜明对比。若产品中脑黄金比例够高（脑黄金量至少比二十碳五烯酸多七倍），每天摄入一克二十碳五烯酸就足够了。有三项专门观察抑郁症患者的研究都使用了这个剂量。

含少量维生素 E 的产品能更好地防止身体氧化，避免混合油失效，甚至在极少数的情况下，可以防止身体滋生毒性。为了避免 ω-3 脂肪酸在体内氧化，有些医生甚至建议服用 ω-3 脂肪酸补品的同时，每天摄入含维生素 E（每天不超过 800 国际单位）、维生素 C（每天不超过 1 克）和硒（每天不超过 0.2 克）的维生素补品。不过，是否有必要额外服用这么多的补品还有待验证。

我们的祖辈很喜欢从鱼肝油中摄取维生素 A 和维生素 D，但是它却不是提供 ω-3 脂肪酸的长期可靠来源。若想靠吃鱼肝油来抗抑郁，需要的剂量之大可能会导致体内维生素 A 过量，会十分危险。

奇怪的是，尽管有些病人不愿吃"脂肪"补品，但是富含 ω-3 脂肪酸的油似乎不会让他们增肥。史托医生在他对躁狂抑郁症患者的研究中发现，虽然每天都摄入九克鱼油，病人们却没有长胖。相反，有些人甚至还瘦了。在一项老鼠实验中，摄入充足 ω-3 脂肪酸的老鼠比那些摄入等量卡路里，却缺乏 ω-3 脂肪酸的老鼠要瘦 25%。一些实验发起者表示，人体新陈代谢

ω-3脂肪酸的方法不利于脂肪组织的形成。

富含ω-3脂肪酸补品的缺点是吃完后有鱼腥的余味（可以将吃补品的时间调整至每顿饭开始时），偶尔腹泻水便或轻度腹泻（这可能得停吃几天才会得到好转），以及在极少数情况下淤血或流血时间延长。若同时还在使用诸如香豆素（Coumadin）的抗凝血剂（anticoagulant）或者日常服用阿司匹林（也会延长流血时间），则应注意保证每天摄入的鱼油量不应超过一克，而且必须咨询医生。

▎历史的评判 ▎

日后若有一天，历史学家开始分析20世纪的医学史，我相信他们会指出两件大事。第一件，毫无疑问是抗生素的发现，它彻底根除了细菌性肺炎，而直到第二次世界大战前，该病还是欧洲致死率最高的疾病。第二件则是一场仍在进行中的革命：科学证明饮食对所有西方社会疾病的病因都有深远影响。

心脏病医生和内科医生首先将这个基础理念融入到他们的实践中（即使如此，直到今天，他们也很少推荐摄取含有ω-3脂肪酸的食品或补品，虽然大量发表在权威刊物上的实验已经记录了它们的效用，美国心脏协会也对此明确提出建议）。大多数的精神病医生被远远甩在身后。大脑对我们日常饮食的敏感度几乎和心脏相同，当我们经常喝酒嗑药毒害大脑时，它会感到痛苦。当我们没有向它提供所需的营养物质时，它也会感到痛苦。令人震惊的是，现代西方科学花了这么久的时间才重新意识到这一基础性事实。所有传统医学，不论是中医、古印度的阿育吠陀（Ayurvedic）还是希腊罗马的古老医学，最初都强调过食物的重要性。希波克拉底（Hippocrates）在2400年前就曾写道："让食物变成你的治疗良方，并让治疗良方变成你的食物。"

　　但是，还有另一扇门能通向完全依附于身体的情感脑。希波克拉底知道，可是西方学界就如同对待食物一样，忽视了这一点。奇怪的是，那些受压力或抑郁困扰的人更容易轻视这个方法，没有足够的时间和精力成为了他们忽视这一方法的"正当理由"。然而，对照实验充分地证明了"这扇门"能让我们获得充沛的精力。它就是锻炼身体，即使是少量的锻炼。

第十章

百忧解还是运动鞋

伯纳德（Bernard）四十多岁时是一位志得意满的电影制片人。他身材高大，富有魅力，他那不可抗拒的笑容帮他获得了同行的信任。谁不会被他的魅力倾倒呢？然而，那时的他已经近乎山穷水尽了。过去的两年，他的生活因为焦虑症而一团糟。

他第一次焦虑症发作是在一个人潮拥挤的饭店里吃工作午餐，一切正常，可是突然伯纳德感觉不舒服。他感到恶心，心脏狂跳，几乎不能呼吸。这时，他脑海中突然浮现出一年前儿时玩伴因心肌梗塞死亡的画面。想着想着，他的心越跳越快，甚至完全不能思考。他的视线突然变得模糊不清，他能感到周遭的一切都莫名其妙地变得模糊和虚幻。在那一瞬间，伯纳德明白了，他要死了。

他向同事低声说了个含糊不清的借口就迅速赶赴出口。伯纳德叫了辆车，径直到了最近医院的急诊室。治疗过后，医生向他确保没有死亡的风险，他只是焦虑症发作了，或者说得准确点是恐慌症发作了。

五分之一焦虑症发作的人会直接去急诊室，而非去看精神病医生（几乎一半的人被救护车送到了医院）。实际上，在接下来的两年中，伯纳德花在急诊室和心脏病医生办公室的时间数不胜数。医生不断告诉他，他的病症和心脏无关，甚至给他开了一种叫佳静安定的镇定剂，"这是为了让你放松，"他们说道。

起初，药物确实有效。焦虑症停止了，但伯纳德也开始日益依赖他的小药丸。他甚至开始每天服用四次，只是为了确保焦虑不会影响他的工作。逐渐地，他发现一旦减少服用量，焦虑就更加严重了。有一次他外出旅行，佳静安定连带着行李都被偷了，几个小时后他焦虑症发作，心脏开始猛烈跳动,直到今日,伯纳德都认为那是他人生中最糟糕的一天。他回家后,发誓不再依赖佳静安定,彻底停药。

几年后,伯纳德注意到,如果他游泳 30 分钟,在接下来的一两个小时内会感觉不错。于是,他重新开始游泳,但是这种舒适感并没有持续很久。伯纳德的一个朋友叫他试试风靡一时的"动感单车",一种室内团体自行车训练课程。伯纳德每周去三次,在健身房里和一群人一同在固定自行车上跟着教练要求的狂乱节奏摇摆,谁也不准落下。电子乐强劲的节拍和不愿落后他人的好胜心激励着他。每次训练结束后,他都感到筋疲力尽、精神振奋。这种通体畅快的舒适感会一连持续好几个小时。

伯纳德不久后发现,为了睡眠着想,他最好别在晚上七八点之后骑动感单车。但是通过这项运动,他惊讶地发现,自己获得了克服焦虑症的自信。几周之后,焦虑症完全不见踪影。如今两年过去了,伯纳德依旧会对所有人谈论动感单车的惊人效果,他仍旧会每周至少去健身房三次,特别是当他感到有压力时。从那之后,他再也没有犯过焦虑症。

伯纳德坦然承认,他对动感单车上瘾了。一旦他停止锻炼,之后的几天他就会感到身体不适。旅行时他也不忘带上跑鞋,好释放精力。在任何时候,他都热爱运动,运动不仅让他感觉良好,还能控制体重,增进性欲,改善睡眠,降低血压,增强免疫系统。运动能对心脏病,甚至是一些癌症防患于未然。就算他真的"上瘾"了,这种瘾也让他对生命更有控制感,而和佳静安定完全相反。

治疗焦虑的方法和免疫细胞

伯纳德并非孤身一人。早在上千年前,柏拉图就发现了这一点。最近二十年内,西方科学也证明了锻炼对焦虑疗效显著。

针对这一问题的研究数不胜数，人们也在不断进行"后续分析"，对现存研究结果不断翻新。有一项研究专门分析了在普通固定自行车上做运动对焦虑的疗效，这比伯纳德喜欢的动感单车的激烈程度小得多。该研究表明，大多数参与者在运动后都感觉精力更加充沛，也更加放松。研究记录表明，一年后这疗效依旧明显，因为大多数的参与者都继续定期进行锻炼。

奇怪的是，我们身体素质越差（饮食越不健康，在电视机前待越久或是越常开车），越容易从锻炼身体（即使是少量运动）中获利。而伯纳德在压力变大时，也会增加运动量。

迈阿密大学的亚瑟·拉佩尔里埃（Arthur LaPerrière）博士检验了运动在困难条件下的保护性功效。在测试中，他告知被试，他们带有艾滋病病毒（这仿佛是人类所能经历的最糟的一件事）。他进行研究时，针对艾滋病的三重疗法尚未确立，因此，这一诊断就等于给病人判了死刑，他们得独自一人忍受心理上的毁灭性打击。

拉佩尔里埃博士发现，那些定期锻炼超过 5 周的病人似乎更能免受恐惧和绝望的影响。而且他们的免疫系统没有在高压下崩溃，相反，在得知这一坏消息时，展现出了更强的抵抗力。自然杀手细胞（natural killer cells）是身体抵抗外界入侵（比如艾滋病病毒）和癌细胞扩散的第一道防线。它对我们的情感高度敏感。我们感觉越良好，这些细胞工作起来就越斗志昂扬。另一方面，在我们感到有压力或抑郁时，这些自然杀手细胞的战斗力会下降，也会停止增殖。而这恰恰是那些没有锻炼的病人的表现。在得知诊断结果后，他们的自然杀伤细胞数量锐减——与定期锻炼的病人完全相反。

开始跑步的赛薇亚拉

适当地慢跑也有利于抑郁症患者。威斯康星大学麦迪逊分校的约翰·格莱斯特（John Greist）博士很早便就这个问题发表过文章，讲述了赛薇亚拉的故事。

赛薇亚拉二十八岁，在威斯康星大学攻读第二个硕士学位。她独居，除上课外深居简出，却不断抱怨她永远找不到那个合适的结婚对象。她郁郁寡欢，而且不认为自己能改变现状。

唯一能使她感到安慰的就是每天抽上三包烟，这是她的最爱。她吞云吐雾，看着烟雾徐徐缭绕，却不爱花时间在课业上。当校医院告诉赛薇亚拉，由于她的抑郁自评量表得分过高，被学校归为抑郁程度最严重的 10% 的人群时，她并没有大吃一惊。那时，她患抑郁症已经两年了，没有接受过任何医生建议的疗法。

赛薇亚拉不想对着一位心理医生大谈自己的父母或是自己的童年阴影。她也不愿吃药，因为，就如她自己说的，"我可能确实抑郁，但是我没有生病。"不过，她参与了医生的一个研究项目，或许是那项目的挑战性吸引了她。

在项目中，赛薇亚拉要独自或以小组的形式跑步，每周三次，每次 20~30 分钟。第一次和慢跑教练见面时，她猜他在开玩笑。怎么能期望一个超重 20 斤的人、一个 14 岁后就再也没有锻炼过的人、一个每天抽三包烟的人去参与慢跑研究实验呢？她上一次骑自行车时，只骑了十分钟就坚持不下去了，差点以为自己会死在上面。那时，她对自己暗自发誓，"这辈子绝不再尝试。"更荒唐的是，还有一个教练来教她如何跑步。这真荒唐。跑步有什么好学的呢？学着怎么快速地把一只脚放在另一只脚前面？

不过，她还是听从了教练的建议，事实证明，后者的指导对赛薇亚拉日后的成功十分重要。首先，她学着迈小碎步慢跑，而不是快跑，身体稍微前倾，不将膝盖抬得过高。最重要的是，她一边进行对话一边慢跑（教练的要求是——"你只需用能保持说话却不能唱歌的呼吸频率去运动"）。如果她喘不过气了就必须放缓速度，有必要的话，甚至得将脚步放慢到快走的状态，她绝不能感到痛苦或疲惫。

起初，她的目标只是步程达到1 600米，花多长时间都可以，试着尽可能慢跑。第一天，她就达到了这个目标，她感到十分满意。她每周都进行一次慢跑，三周后就能跑2 500米了，后来跑3 000米也不是什么难事了。她必须承认感觉好一些了，毕竟，她睡得更香甜了，精力更充沛了，而且自怨自艾的时间也少了。

赛薇亚拉一点点地进步着，在五周的实验中，她每天都感觉良好。可是有一天，在跑步快结束时，她有点用力过猛，扭伤了脚踝，万幸的是她还可以动，但是必须停止跑步3周。几天后，她惊讶地发现，不能跑步让她心情低落。在一周没有跑步的情况下，她发现自己又开始抑郁了，那些消沉阴郁的想法又在脑海中浮现，她重新开始对一切悲观消极。

跑步已经成为了赛薇亚拉自己的锻炼方式，而不仅仅是实验项目。当她重新开始锻炼时，抑郁程度在几周内就减轻了。她从没感觉如此棒过。以往会感到痛苦的月经期似乎都不那么折磨人了。当她三周后又开始跑步时，她对教练说："我现在身体状况不好，但是我知道会好起来的，我感到比第一次跑步时好多了。"

虽然我们不知道她是否戒烟了，是否遇见了那个心中的"他"，但是格莱斯特医生说，在实验结束后他还能看见赛薇亚拉经常微笑着沿湖边跑步。

| 跑步者的兴奋状态 |

抑郁总是和消沉悲观的想法联系在一起，患者贬低自己和他人，脑海中总是萦绕着这些念头："我永远不会成功。不管怎样，这根本不值得去尝试，不会成功的。""我很丑。""我不够聪明。""我很倒霉。""这种事总是发生在我身上。""我没有足够的精力、力气、勇气、意志和雄心。""我不能更差了。""大家都不喜欢我。""我没有才能。""我不值得被关注。""我不值得被爱。""我生病了。"等。

这些想法不仅伤人，而且可能是没有道理的（比如，"我总是让每个人失望"明显不可能是真的）。但是当人们在抑郁中明显地察觉到这些想法时，它们通常已经成为了患者的自发反应，他们意识不到这有多反常，也不知道这不是客观事实，而只是他们病态内心的外露而已。亚伦·贝克（Aaron Beck）医生是认知治疗的先驱，他在20世纪60年代及70年代开始的研究表明，单纯在脑海中重复这些想法就会让抑郁状态不断死灰复燃。他还声称，有意识地停止这些想法通常能帮助病人重新健康起来。

持续锻炼身体的一个好处恰恰就是它能抑制（至少能暂时抑制）大脑不断产生这种阴郁的想法。在锻炼时，这种想法很少会自发出现。如果它们出现了，只需要将注意力集中于呼吸，或是脚踏向地面的感觉，又或是挺直脊柱的感觉，就足以摆脱它们。大多数人只需持续跑上15~20分钟，他们的悲观想法就会自动变得乐观，甚至会使他们充满创造力。这就是有些人口中的"跑步者的兴奋状态"。只有坚持慢跑几周的人才会有这种感觉。尽管这种感觉细微的让人难以察觉（和对海洛因的上瘾截然不同），却往往会让人欲罢不能。在持续锻炼了一段时间后，许多跑步者不跑个20分钟就难受，即使只中断一天。

新手们犯的一大错误就是，他们买了新的跑鞋，自豪地锻炼身体，想一口气吃成个大胖子，总是跑得太久太快。实际上，没有一种所谓的速度或距离能够让你突然变得舒服，它们不会产生这种魔法般的效果。想达到"福流"状态需要达到极限值，并在这一状态下保持运动。但只是保持在极限值，不要超过它。"福流"的研究者米哈伊尔·雅诺维斯基博士就曾成功地证明了这一点。起初，我们只需慢跑很短的一段距离就能达到"福流"。之后，我们可能得跑得更快更久，但是这只是在对跑步上瘾之后！

▎跑步比左洛复更有效▎

杜克大学的研究人员近期比较了慢跑和服用左洛复（Zoloft，一种有名的有效抗抑郁剂）的抗抑郁效果。四周过后，选用两种疗法的病人的表现都差不多，服药的效果稍微逊色于定期慢跑，甚至在跑步的同时服药也不会增加效果。但是，一年后，这两种不同的疗法产生的效果出现了很大的差距。服用左洛复的人中有超过三分之一的人病情复发，而92%的慢跑者依旧表现良好。他们自己决定在研究结束之后，继续锻炼。

杜克大学的另一项研究表明，不是只有年轻人和身体健康的人才能从锻炼身体中获利。50~77岁的抑郁症患者每周锻炼三次，每次快走30分钟（不用跑步）的效果和服药差不多。抗抑郁剂缓解症状的速度更快一些，但是不会更有效，这就是唯一的区别。

有规律地锻炼身体不仅会帮助治疗抑郁，还可能防患于未然。在针对普通人的研究中，在研究开始就进行锻炼的人在接下来25年内患抑郁症的可能性比其他人小得多。

我自己就体会过运动对抑郁的治疗和预防效果。我刚来美国时才22岁，几乎不认识任何人。起初几个月，我的生活被那些帮助移民者熟悉美国的活动填充得满满的。除忙碌的医学生活外，那时我还得花时间找房子，搬家。起初，脱离父母的管束开始自己的生活使我感到充满乐趣。我还记得，自己第一次买窗帘和平底锅都令我异常兴奋。但是几个月后，当我逐渐适应了周遭的环境和学业后，我变得郁郁寡欢。

我的家人和朋友不在身边，美国的文化与法国截然不同，我也很少社交，就这样我突然意识到我仿佛正像一株植物一样慢慢地枯死。我记得在一个夜晚，我突然觉得古典乐是世界上对我来说最重要的东西，我没有看书，而是漫无目的地沉浸在古典乐的世界中。我甚至对自己说，这个世界如此寒冷而冷漠，指挥交响乐团是我唯一值得为之奋斗的事业。

可是我知道，我在古典乐领域成功的可能性微乎其微，于是我作为一个孑然一身的移民者的悲观情愫更加严重了。这样沉浸在自怨自艾中好几周后，我意识到如果再不做点什么，就无法通过考试了。我离开法国，不远万里来到美国，却连考试都过不了，这未免也太荒唐了！那我才真的要抑郁了！

虽然我不知道要如何开始改变这一局面，但是我很清楚必须走出这种神志不清的状态，不能再将同样的录音带连续放上好几个小时，傻乎乎地坐着，无所事事。这时，我想起自己在离开巴黎之前曾经学过壁球。幸运的是，我把球拍带到了美国——这拯救了我。

一开始，我加入了壁球社。开始两周，什么也没有改变，只是我终于开始觉得生活有些乐子了。我每周至少去三次，享受将体能肆意释放的感觉，然后舒服地洗一个澡。

多亏了壁球，我认识了一些同好，他们热情地邀请我共进晚餐。一点点地，我有了新朋友，并且从社交生活中获得了巨大的精神满足。很长一段时间内，我不知道该感谢运动还是朋友的帮助，但是不管怎样，这并不重要。我感觉更好了，重新掌控了自己的生活。

后来，我意识到，如果我每隔一天一个人跑20分钟，能更好地应对挑战，而且也不会陷入抑郁中，即使在最困难的时候也是如此。虽然我后来做了很多实验和调查，但是面对生活中那些不确定因素，我的"第一道防线"始终不变——运动。

促进喜悦

运动对情感脑的影响如此之大，这背后谜一般的运行机制是什么呢？当然，它首先对内啡肽产生了影响。内啡肽是由大脑分泌的小分子，类似鸦片及其衍生物，诸如吗啡和海洛因。情感脑含有许多内啡肽受体，所以它对鸦片十分敏感。吸食鸦片能让人获得强烈的满足感，因为鸦片控制了情感脑的内在机理。

然而，若过于频繁地服用大麻衍生物则容易上瘾。一旦大脑受体习惯了这些衍生物，要想达到相同的效果，剂量自然必须增加。而且，受体对喜悦的敏感度越来越低，普通喜悦对人体产生的影响几乎消失殆尽——这也包括性，性爱所带来的快感也几乎无法影响瘾君子。

而锻炼身体促进的内啡肽分泌则完全相反。运动能柔和地刺激人体产生愉悦的自然机制，它刺激得越多，机制本身就变得越敏感。按时运动的人不仅能享受性爱和人生中其他重大喜悦，还善于从生活中的点滴小事中寻找乐趣：友情、饲养的宠物猫、一日三餐、兴趣爱好，甚至是擦肩而过的路人的微笑。重要的是，他们越来越容易满足。实际上，抑郁的反面就是喜悦。与其说抑郁意味着悲伤，不如说它是缺乏欢愉的表现形式，所以内啡肽会产生强大的抗抑郁和抗焦虑作用。

情感脑被这些自然过程刺激后，免疫系统也会被激活。那些自然杀伤细胞会不断繁衍，对传染病和癌细胞也会有更强的攻击性。海洛因上瘾者则恰恰相反，他们的免疫系统已经崩溃，因此经常患重病。

运动也能增强和情绪相关的其他生理机能，比如我们曾经提到过的心率变异性。经常锻炼的人心率变异性更高，而且也更协调。这意味着，他们的副交感神经系统——能带来镇静的神经"刹车"——更健康强大。两大自主神经系统的平衡状态是焦虑和恐慌症的最好解药。所有焦虑症状

（如口干、心跳加速、流汗、颤抖及血压升高）都是由交感神经系统过度反应导致的。交感神经系统和副交感神经系统总是有相反的作用。因此，副交感神经系统受刺激越多，它就越强大，就像我们锻炼肌肉一样。当它变得足够强大时，就能抑制身体的焦虑反应。

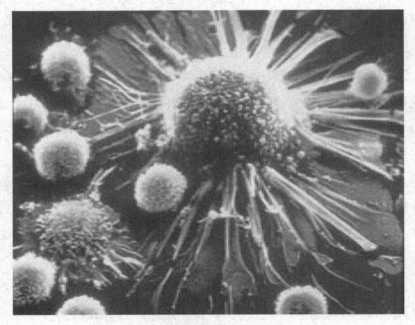

情绪能全面影响身体机能

免疫系统的自然杀手细胞是身体的第一道防线。就像其他生理机能一样，自然杀手细胞也受情感脑的控制。诸如平和幸福的正面情绪会刺激这些细胞，而压力、焦虑和抑郁会干扰它们的正常运作。在图中，自然杀手细胞（小）在攻击一个癌细胞（大，中央）。

全世界各大生物精神病学中心正在研究一种抑郁症的新疗法，在皮下植入一个设备就能刺激副交感神经系统。就像是健身器械在你看电视时收缩你的腹部肌肉一样，这种疗法不需患者做任何努力，只需轻微放电就能达到效果。科学家们声称该疗法会有益于副交感神经系统。在一些初步治疗中，那些曾使用其他疗法却收效甚微的病人都表现良好，这使得这种新疗法显得前途无量。我个人认为，如果病人有足够的动力进行运动，锻炼身体和心率协调可能能够产生别无二致的效果。

▎成功的秘诀 ▎

虽然我们都认为按时锻炼十分重要，但是有时候很难将运动的习惯融入我们的日常生活中，特别是当我们处于压力或是抑郁状态下。然而，只要掌握了几个简单的秘诀，就能更轻易地运动起来。

首先，我们没必要做大量运动，重要的是频率。各种研究表明，影响情感脑的最短锻炼时长是 20 分钟一次，一周三次，重要的是运动时间，而不是运动距离和运动强度。我们只需用能保持说话却不能唱歌的呼吸频率去运动就足够了。

另一方面，和药物一样，运动产生的效果和它的剂量有关。抑郁或焦虑越严重，锻炼所需的频率和强度就越高。一周五次好于三次。骑动感单车一小时比慢走 20 分钟更有效。然而，最糟糕的情况可能是在动感单车上骑得虚脱到不能呼吸，然后彻底放弃了运动。在这种情况下，每周定期进行 20 分钟的慢走可能效果要好得多。

柔和地开始，让身体指引着你。我们的目的是达到雅诺维斯基博士所说的"福流"状态。为此，你必须达到却不要超过体能的极限，因为这是通向"福流"的门（想想"可以说话但不可以唱歌"法则）。训练渐入佳境之后，你的体能会变强，那时你有充足的时间跑得更远更快。奇怪的是，现有研究并没有证明让人呼吸急促的"有氧"运动（比如跑步、游泳、骑车和打网球）和"无氧"运动（比如举重）的区别。《英国医学期刊》上一篇文章对此做过透彻的分析，认为这两种运动同样有效，至少在改善抑郁症状方面是如此。

大多数研究表明，团体运动比个人运动有更强的抗抑郁效果。当一群人抱着相同的目标，彼此互相支持和鼓励，或仅仅是看着周围的人做出的良好榜样，都能够让事情变得不同。就算撇开这件事不谈，群体动力也会激励你在雨天踏出房门，即使迟到了或者是在电视上正放着好看的电影的时候也不要放弃运动。最重要的是，群体运动让人更乐于有规律地锻炼，这点对成功至关重要。

最后，选择一种你喜欢的锻炼方式。它越像比赛，就越容易使你坚持下来。很多公司都有非正式的篮球队或步行俱乐部，可以每周与队员碰头几次，在白天快结束时一起运动一小时。如果想定期运动，参加排球队或网球部也能起到相同的作用。不过如果你热爱游泳，讨厌跑步，别逼自己慢跑，因为你可能没法坚持下来。

我的一些患者认为接下来的这条建议很有用：你可以在家里边看录像带或 DVD 电影，边在固定自行车、踏步机或是跑步机上运动，这会更有乐趣，但是方法要选对。最好选择动作片，在运动时播放，但是一停止运动就把它关掉。这种方式有很多优点：一是动作电影和舞蹈音乐一样，能刺激你的身体，让你想要运动。二是一部好的电影能让你沉醉其中，忘记时间的流逝。如果你的眼睛紧盯着时钟，要达到二十分钟的规定运动时间肯定会更加艰难。最后，由于你停止运动后不能继续看电影，你会有动力第二天继续运动，哪怕仅仅是为了了解接下来的剧情进展（机器运转会发出噪音，运动时注意力也不能集中，因此不要挑选对对话依赖程度高的心理剧。此外，笑声和运动共存性低，所以也不要挑选喜剧）。让屏幕上的动作场面和屏幕下的运动一起帮助心脏源源不断地输送你的血液吧！

▎向他人求助 ▎

目前，我们讨论的影响情感脑的方式主要停留在个体层面。心律协调、眼动脱敏和再加工、日出仿真器、针灸、食疗和运动，所有的这些都针对个体及其身体。然而，情感脑的作用不仅是简单地影响身体内部的生理机能，其他的功能也同样重要：调控情绪联结至平衡状态，确保我们在群体、组织、部落和家庭中有容身之处。当我们感到焦虑和抑郁时，这通常是因为我们的情感脑察觉到了我们的社交圈存在不和谐因素，因此发出了压力信号。为了让情感脑冷静下来，进入协调状态，我们必须学会和他人愉快相处。而我们真正需要的是一些法则来保证情绪积极。这些法则简单而有效，却常常被大多数人忽略。

第十一章

爱是生理需求

米歇尔（Michelle）的妈妈将成绩单还给了她。"你怎么这么笨？你永远都不会成功。还好我有你姐姐！"

杰克（Jack）的妻子将盘子打碎在厨房水槽的边缘。"你终于打算听我说话了？我受够了总是对你大喊大叫！怎么会有这么以自我为中心的人存在？"

埃德加（Edgar）开始上班几天后，在公司的另一个部门寻找了一些资料。一位他不认识的同事走过来对他说："我不知道你是谁，但是你不属于这里，滚出去！"

索菲亚（Sophia）的邻居们又开派对到凌晨两点，这已经是本周第三次了。索菲亚报复性地在早上七点出门倒垃圾，制造尽可能大的噪音。"让他们长长记性，"她小声嘀咕着。

没有什么比同周围的人发生冲突更能让我们的情感脑感到不适了。不管我们喜不喜欢，即使是和邻居起争执（他们毕竟是"构成外界的一部分"）也能给我们的一天带来小小的怨怼和怒气。

另一方面，当我们看见一个小孩微笑地牵着父亲的手，看着他的眼睛说"我爱你，爸爸。"时，我们的心似乎融化了。又或是一个即将撒手人寰的老奶奶躺在病床上，深情凝视着她的丈夫说，"这辈子能和你结婚真的太幸福了，我无怨无悔。我现在能平静地离开人世。如果你能感到微风拂过你的面颊，那是我在拥抱你。"或是看着难民抱着救济组织的医生说，"您真是上天派来的天使。我那时那么害怕，而您救了我的女儿！"

我们会对人们的情绪联结做出反应，不管它是正面的还是负面的。当他们对彼此施以"情绪暴力"时（以粗鲁和攻击性的方式对待彼此），我们会感到痛苦，即使我们只是在旁边看着。相反，当他们说出自己内心的想法（"我爱你""我很幸福""我很害怕"），并借此靠近彼此，触碰到彼此的心，而不是报复或惩罚对方，我们会情不自禁地被感动。

电影导演和广告经理深知什么能让我们产生共鸣。打个比方，他们为了说服我们买某个牌子的咖啡，就说它的香味会让人们如朋友、恋人和母女更贴近彼此。这些广告标语十分打动人心，抑郁的人在看电视广告时甚至常会泪流满面。他们通常不知道自己为什么会哭，其实这只是因为他们目睹了两个人之间的情感。这种彼此联结的亲密关系正是他们在生活中最渴求的。

过去 30 年间，西方国家患抑郁症人口的比例稳步上升。过去 10 年内，大多数西方发达国家服用抗抑郁剂的人数翻了一倍。如今，超过 1 100 万美国人在服用抗抑郁剂。这些数字实在太触目惊心，所以我们大多数人和机构都选择对此视而不见。我们无知地否认这一切，并疯狂服用百忧解，聊以自慰。我们对自己说，总有一天所有这些问题都会得到解决，但事实并非如此。情况越来越差了。如果你问我该从哪里开始扭转这一势头，我会说，我们需要直面日常关系中的暴力行为，不论是与恋人、孩子、邻居还是同事。我们需要更加尊重情感脑对和谐和联结感的需求。我们在人际关系中的这种需求和感觉是人类进化所发展出来的生理机能，无法绕开。

爱的生理机能

哺乳动物的情感脑与爬行动物有一定区别。从进化论的角度而言，它们之间主要的区别是哺乳动物的婴孩更加脆弱。如果没有父母的持续关注，他们在出生后的数天、数周或者数年内就可能会不幸夭折。

人类是最极端的例子。所有生物中，人类父母培养婴儿所花的时间是最长的。就像其他哺乳动物一样，人类在进化中拥有了边缘叶脑结构，使我们对孩子们的需求特别敏感。[①]进化的结果之一就是，我们的大脑对孩子的需求做出反应已经变成了一种本能——抚养孩子，让他们免受寒冷的侵袭，拥抱他们，保护他们，教他们如何狩猎，抱团以及自卫。由于人际关系对人类物种的存活至关重要，因此大脑的重要能力之一就是确保这一关系的发展。大脑是我们与他人在群体、部落以及家庭中形成良好社会关系的基础。

我们还是婴儿时，如果与依赖的人分开，会由于压力大哭，控制这一行为的是情感脑的一个特殊区域。该区域也同样使我们能够本能地对孩子的哭闹做出反应。在出生时，婴儿的情感脑就向母亲求救："你在那里吗？"一次次地，母亲的情感脑不由自主地回答，"是的，我在这里！"正是这一声声哭泣和我们一次次本能的回应，让哺乳动物（不论是动物还是人类）之间形成了"反射线路"（reflex circuit）。这种回路是所有口头交流的基础，就像是鸟儿高歌，牛儿哞叫，野兽怒吼，猫头鹰鸣叫，狗吠，猫叫，人们的尖叫。它也是所有诗歌的基础。人类非凡的乐感（特别是人类的歌声）或许能在这里找到源头。音乐直接影响情感脑，比语言和数学效果更加明显。

爬行动物不存在这种边缘叶脑交流，从某种意义上来说，这样对它们也好。如果小蜥蜴、鳄鱼、蛇们让它们的父母知道它们在哪，很快就会被吃干净。对鲨鱼也同样如此。相反，海豚和鲸鱼妈妈就不断用声音和自己的儿女交流，科学家们也认为，这些海洋哺乳动物歌唱的方式同人类交流相似。实际上，我们人类能够与所有哺乳动物以及许多鸟类（如很多人会

---

① 虽然鸟类是卵生动物，但它们和哺乳动物一样，也有部分相同的肢体结构。这可能是因为小鸟出生时也很无助，需要依赖父母的照顾。

饲养的鹦鹉和长尾鹦鹉）形成良好的关系。但是就算你喜欢蟒蛇和蜥蜴，它们也不会回报给你相同的爱意。

因此，情感脑发送和接受信息来表达爱意，表达我们的情绪。事实证明，这样的交流对物种生存至关重要，不仅仅因为它能保证温饱。现代生物科学偶然发现：情感交流对哺乳动物而言是一种真正的生理需求，和食物、氧气同等重要。

▌天生喜爱触摸▐

20世纪80年代，虽然早产儿诞生的年龄越来越小，却仍能顺利地活下来，重症监护领域的发展功不可没。人工调配紫外线的密封恒温器创造了完好的条件，让这些小小的躯体中的生命延续下去。这些婴儿的身体小得一个手掌就能包住，实习医生们充满爱意地叫他们"小虾米"。

但是他们脆弱的神经系统不能忍受医护人员的触碰，所以专家设法让他们在不受身体接触的情况下得到看护。恒温器上写着："禁止触碰。"

听着充满悲伤的哭泣声从隔音的恒温器中隐隐传出，就算是最冷血的护士都会心碎。但是护士们有意识地忽略了这些喊叫声，继续治疗。然而，虽然恒温器内的温度、湿度和氧气都正好，食物的重量甚至精确到毫克，紫外线强度也柔和，婴儿们却没有长大。科学上完全无法解释为什么婴儿发育不完全，这似乎狠狠地打了专家们一个耳光。他们的生长环境如此完美，可是为什么与生俱来的生长机制就是拒绝合作呢？

医生和研究人员摇头不已，除此之外他们又能做什么呢？医生们唯一可以拿来自我安慰的发现是，一旦这些在恒温器内幸存下来的婴儿进入自然世界，他们的体重很快就上升至正常水平。

可是有一天，新生儿部门的医生发现有些宝宝在恒温器内都能正常生长。可是治疗方案几乎没有改变。

让医生大吃一惊的是，调查发现这些婴儿都接受了一个刚来这里上晚班的护士的看护。护士起初被询问的时候，遮遮掩掩，不情不愿，因为不想引火上身，可是最后还是坦白了。原来这是因为她没法忽视婴儿的哭声。几周前，她开始擦婴儿的背好让他们停止哭泣，起初她当然感觉害怕，因为这是禁止的，可是渐渐地，看着健康成长的婴儿，她相信自己所做的是正确的。由于预期的严重结果没有出现，婴儿们似乎也冷静下来了，她便继续这么做，当然她对别人是保密的。

那之后，杜克大学的索尔·勋伯格（Saul Schonberg）教授和他的团队将刚出生的小老鼠隔离起来，做了一系列实验证明这一结果。他们的研究表明，在缺乏身体碰触的情况下，小动物器官的每一个细胞都拒绝成长。小老鼠所有细胞中合成生长所需酶的基因组不再自我表达，实际上，整个身体都进入了一种类似冬眠的状态。然而，若用湿梳子轻拍小老鼠的后背，就像老鼠妈妈在宝宝哭泣时的轻舔动作，酶立马再次开始合成，小老鼠也开始成长。无疑，情感交流对生物的成长，甚至是对它们的生存都是必要的。

20 世纪中期，世界上第一家现代孤儿院成立了。护士们按命令不能触碰甚至是和孤儿玩耍，以免染上或传播传染性疾病。尽管孩子们受到一流的物理看护，摄入均衡健康的食物，但是 40% 患麻疹的孤儿还是都死了。与这些"干净"的孤儿形成鲜明对比的是，麻疹这种温和疾病的致死率在普通小孩中低于百分之一，即一百个人中都不会有一人死去！

1981 年，哈佛大学的大卫·休伯尔（David Hubel）博士和托尔斯顿·威塞尔（Torsten Wiesel）博士因他们的视觉系统发展方式的基础研究荣获诺贝尔医学奖。研究表明，视觉皮层只有在生命初期的重要阶段获得足够刺激时才会正常发展。现在我们知道，这对情感脑也同样适用。

在一些可怕的孤儿院中，孩子们被绑在床上，像动物一样被喂食，更加证明了身体触碰的需求。经观察，遭到非人待遇的孤儿的结局证明了，当幼儿没有获得情感滋养时，等待着他们的结局是什么——他们大多数人会走向死亡。之后，底特律韦恩州立大学的研究人员证明，即使是那些幸存下来的孤儿的情感脑也萎缩了，可能还是不可逆的。

康奈尔大学的迈伦·霍弗（Myron Hofer）博士偶然发现，哺乳动物情感关系的缺失会严重扰乱他们的生理机能。在研究小老鼠的生理机能时，有天早晨他发现一只老鼠妈妈在晚上离开了笼子。被抛弃的小老鼠的心率只有正常值的 50%。起初，霍弗认为这是由于温度过低。为了验证他的猜想，他用小型电炉加热袜子，再将其放在这些小小的、尚未长出毛发的老鼠中间。令他大吃一惊的是，情况没有丝毫变化。霍弗又做了好几个实验，结果证明不仅是心率，连同其他十五个生理机能是否能正常运转也取决于老鼠妈妈是否陪在它们身边（实际上，是取决于是否有母爱的呵护）。主要的生理机能包括对睡眠长度和夜醒周期、血压、体温，甚至包括淋巴 B 细胞（lymphocytes B）和 T 细胞等免疫细胞的活性，即它们抗感染的能力的调控。最后，他得出了如下惊人的结论：小老鼠生理调控能力的主要来源是母爱。

人类研究证明，亲子关系的质量（这取决于父母的同理心以及他们对孩子情感需求的反馈）将会对孩子几年之后副交感神经系统的平衡产生重大影响，而副交感神经系统的平衡状态正是促进心律协调和提高抗压和抗抑郁能力的关键因素。

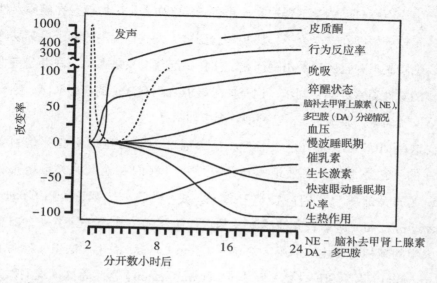

母亲离开几小时后，小老鼠的生理机能开始崩坏。在"正常"情况下，不同生理机能在一定范围内彼此联系紧密。可是母亲走了之后，一切都一团糟，就好像新生儿浑然一体的生理机能开始分崩离析。

你的妻子向你表达过爱意吗

我们都知道包括人类婴儿和其他所有哺乳动物幼崽的生理平衡取决于它们得到的爱，而这点同样适用于成年人。看到这里，你感到很吃惊吗？

《英国医学期刊》的研究表明，老鳏夫的平均寿命比其他男人短很多。在另一则研究中，收到妻子爱意表达的心血管疾病男患者的病症要比其他人少很多。而且随着这些男人身上的风险因子（胆固醇、高血压、压力）的增加，妻子的爱就越能保护他们。可是在另一项对 8 500 位健康男性长达五年研究的试验中，情况发生了反转，觉得"我的妻子不爱我"的男人患溃疡的概率比其他人多三倍。根据这项研究，男人宁愿抽烟、患高血压，或者被压力折磨也不愿失去妻子的爱。

情感支持对女性也同样重要。在 1 000 个被诊断出患乳腺癌的女性中，有一半人声称自己感觉不到被爱，并在五年之内去世。即使是在健康女性中，相较于婚姻和谐的妻子，那些常感到被丈夫"轻视"的妻子更容易感冒，患膀胱炎并且肠胃易出现问题。住在一起甚至只是在同一间办公室里工作的女性通常经期会同步，但是如果她们之间有真正的情感联结，不只是室友或同事，而是朋友，这种现象会更加明显。

　　这些研究得出的结论很简单。社会哺乳动物的生理机能不是独立存在的。它是否能最有效地运转总是取决于我们和他人的关系是否和谐，尤其是那些与我们情感亲密的人。在《爱的一般理论》（*A General Theory of Love*）这本研究情感脑及其运作机制的杰作中，三位来自旧金山大学的精神科医生：汤姆·刘易斯（Tom Lewis）医生、法里·阿明尼（Fari Amini）医生和理查德·蓝侬（Richard Lannon）医生将这一现象称为"边缘叶调节"（limbic regulation）。他们如此说道："发展与他人的关系是一个生理过程，就和任何药物及手术过程一样真实和有效。"不过很明显，这个观点现在仍旧没有得到认可，即使它已经完全被科学证实了。或许是因为人类彼此之间的联结没法获得专利，也没法给药物的销量做贡献，所以大公司们才没有推广这个观点。

动物也能治愈我们

　　我还在匹兹堡时，其他医生常会在批准年老的抑郁患者出院前咨询我的意见，他们要么是需要做心脏搭桥手术，要么是因为髋关节骨折入院。通常，我是他们最后一个咨询的人。之前我的同事们已经开了一张长长的药物单：抗心律不齐药、抗高血压药、抗发炎药和抗酸药。他们希望我能在这"抗病清单"上再加些什么，比如抗抑郁药或抗焦虑药。

　　可是他们抑郁的原因通常很明显。这些老人独居很多年了，他们的身体状况每况愈下，因此不常外出。他们不再和朋友玩游戏，已经迁居加州、波士顿或纽约的老人的儿孙们也不再来看望他们。这些人在电视机前干坐好几个小时，无所事事。他们真的会想要好好照顾自己的身体吗？即使抗抑郁剂对他们真的有效，他们真的会每天服用吗？他们以前服用的药物就经常被他们混在一起，不易辨认，因此难以按照医生的处方服用，抗抑郁药最终的下场可能也是如此。

我真的不想让本就混乱的情况更加糟糕。药物不能起到调节边缘叶的作用。所以我鼓起全部勇气，在病人的病历上写道："就患者的抑郁情况而言，最好是养一条狗（当然是一条小狗，为了减小摔倒的风险）。如果患者认为这太费事，那么养猫也可以，这就省去了遛狗的时间。如果养猫还是太麻烦，养鸟或鱼也可以。如果病人觉得这些都不好，那么就种室内植物。"

起初，整形外科部门或心血管外科部门的医生会生气地给我打电话："我们请你推荐一种抗抑郁剂，不是一家动物园。你要我们在出院处方单上怎么写？药房可不出售家庭宠物。"

不管我怎么回答，都无法说服他们。我的同事们不约而同地开起了抗抑郁剂，一边还嘀咕着精神科医生有多没用。他们坚信，自己在保卫现代科学医疗事业，对抗"荒唐可笑"的疗法，后者就像潜伏在暗处的鬼魂会给医学带来威胁。

不久，我发现我的方法不奏效，而且作为医院精神科的科长，我对自己的声誉造成了伤害。可是我没有后退，相反，我收集了一系列有关这个问题的科学研究，将它们整理成一个文件。从那一刻起，我在拿到手的每一份病人的病历里都附上这份文件。

我希望能让我的同事们了解一些惊人而又陌生的实验结果，比如《美国心脏病学期刊》曾就患心肌梗塞且伴有危险心律不齐的患者做过一项研究。这些病人被研究超过一年，在这一年中，他们中养宠物的人的死亡率仅是其他人的六分之一。《美国心脏病学期刊》还有另一项研究证明，养宠物的老年人面对困难的生理抵抗能力比他人强很多，而且他们看医生的频率也低很多。我还援引了哈佛大学实验组的研究，该研究证明了仅仅是照看一株植物就能将老人院中老年人的死亡率降低50%。我还引用了艾滋病患者的研究，表明养猫或狗的病人通常不那么容易患上抑郁症。最后，我搬出了同行眼中医学顶尖水平的象征——《美国医学协会期刊》。1996年《美国医学协会期刊》发表了一则残疾人的研究报道。他们无法在缺少帮助的情况下行动，这和我之前遇见的老年病人的情况很相似。研究表明，这些人得到狗的陪伴后更加开心，自尊心更强了，朋友圈和关系群也明显扩大了。实际上，另一项研究表明，仅仅是有动物的陪伴就能让你在他人眼中"更具吸引力"。

甚至是股票经纪人有了宠物后都会感觉更好。股票经纪人可以堪称是我们认为的最具压力的职业之一，每次股市行情的上下波动都会让他们备受折磨，他们没法控制股市，可是却必须达到公司规定的业绩。他们中很多人都患高血压，这并不让人吃惊。来自水牛城大学的凯伦·艾莲（Karen Allen）博士就水牛城的股票经纪人开展了一项非常规研究。研究中，抗高血压药物确实能将他们的血压降到初始危险平均值以下，可是面对压力时他们的血压仍旧会突然猛增，轻易超过这一数字并达到峰值。

艾莲博士随意挑选了一半的股票经纪人，给他们分发了狗或猫（这些人可以选择养哪种宠物）。六个月后，实验结果说明了一切：那些养了宠物的人应对压力的方法变了。他们的血压不仅稳定了，甚至在面对压力时、在处理强压任务（比如心算和公众演讲）时，他们的表现也好多了。他们犯的错误明显减少，这表明他们对情感的控制增强，因此注意力也更加集中。在另一项研究中，艾莲博士证明了，独居却养有宠物的年长女性（超过70岁）的血压和社交丰富的25岁年轻女性的血压相同。

这证明我的"附件"是有效的。从那之后，再也没有人对此进行评头论足。实习生们不再暗笑我在他们病人档案中留下的建议。可是，另一方面，我不认为有任何一个病人真的回家后就开始养猫，或者拒绝服用医生开出的百忧解。与他人或动物形成充满爱的关系本身就是一种生理治疗，和药物治疗一样有着坚实的科学依据，可是这一理念还没有在医疗机构发挥作用。

▎萨拉热窝的宠物 ▎

养宠物的人不需要任何人科学证明他们从中获得的幸福感，即使生存条件发生了翻天覆地的变化。1993 年，萨拉热窝一直遭受轰炸和狙击枪手的威胁。在几乎一年的时间里，萨拉热窝人只能依靠"人道主义"的救援配给赖以为生。所有的商店都被洗劫一空，到处都是破碎不堪的窗户。城市公园变成了墓地，而且越来越难以容纳日益增多的尸体。人们甚至都不敢上街，生怕成为流弹或狙击枪手的牺牲品。

虽然这个城市疲惫不堪又痛苦不已，人们麻木到只会因为武器交火而发生情绪变化，可是你还是能看到男人、女人和孩子们在遛狗。"必须得带狗出来，"一个在街头遛狗的男人说道，"这样你就能暂时忘记战争。当你将注意力转移到其他事情上时，痛苦会少一点。"

在萨拉热窝遭到围攻前，一对老夫妻在街头发现了受伤的狗和猫，便把它们带到自家公寓唯一完好无损的房间里照顾它们。他们起初想，等几周后这些动物有所好转了就放它们走。可是一年过去了，猫和狗还在这里。

无论娜嘉（Nad ja）和托马斯·罗夫（Thomas lov）得到的粮食补给有多微薄，都会时不时地分给动物们。有只猫喜欢吃法国救济的奶粉，"它可是位贵族，"娜嘉和托马斯·罗夫笑着说。但是当猫真的饿极了，它也会吃美国救济粮，这比法国救济粮要更容易到手。

有幢大楼前住着七条狗宝宝，其中五条幸存下来了，因为当地的居民会尽可能带给它们一些剩饭。"我们照顾它们是因为我们需要被一些活着的东西包围着，"娜嘉说。"我们给鸟儿们投食，也是因为我们需要它们在我们周围。照顾动物能让我们想起过去的和平时光，提醒我们日常的和平岁月和我们过去所拥有的东西是存在着的。我们必须相信我们可以活下去。"

这就是 1993 年的萨拉热窝。在这场痛彻心扉的噩梦中，人们的所有都被战争夺去，可是这里依旧有爱，甚至是对一条狗的怜爱。想要能够给予，能够感到人性的光辉，能够感到你依旧对他人有用，是一种比饥饿、比恐惧更强烈的欲望。当我们与他人的关系破裂时，我们的生理机能也会受到重创。这会给我们带来痛苦。这些痛苦虽然是情感上的，可是依旧使我们疼痛不已，而且通常比生理折磨更加强烈。

幸运的是，这把开启情感脑的重要钥匙并不仅限于伴侣之爱。实际上，它取决于我们所有情感联结的质量——与孩子、父母、兄弟姐妹、朋友和动物的情感联结。重要的是，我们要能感觉到和其他人在一起时，能释放完全的自我。要能够展示自己脆弱和软弱的一面，还有强大和美丽的一面。要能够尽情欢笑，也要能放声痛哭。要能够感到自己的情绪被别人理解了，要知道我们对某个人来说很有用、很重要，还要有温暖的身体触碰。我们想要的很简单——被爱。

就像所有的植物都向着阳光生长，我们也需要爱和友情之光。没有它们，我们就会堕入焦虑和抑郁中，无法自拔。然而，在我们的社会中，人与人之间的离心力不断让我们彼此分离。即使我们没有因此分开，通常我们也会用言语暴力伤害彼此，而不是相爱地生活在一起。要想最有效地控制我们的生理机能，我们必须学会最有效地控制我们的人际关系。只有当我们克服了学习"情感交流"的基础知识所带来的困难，当我们决心学习怎样和别人建立最多的情感联结时，这一目标才会实现。这也是本书接下来三章的主题。

第十二章

加强情感沟通

我的好朋友乔治生活在匹兹堡，他的家庭里发生的事几乎可以汇集成一则寓言故事。他一共有 30 个堂兄妹，每次家庭大团聚时，他们就爱凑在一起聊"可怕"的埃丝特（Esther）姨妈。

　　埃丝特姨妈已经 85 岁了，却一如既往地让亲戚们——她的姐妹、孩子，甚至是孙辈们感到害怕，或许还夹杂着同情。她总是脾气火爆，难以相处。不过由于她聪明过人，20 年前又从亡夫那里继承了一大笔遗产，所以她总能让家人决定大小事时听从她的观点。她不断打电话骚扰每个亲戚，好得知家人们的近况，或寻求他们的帮助。她强迫别人驱车带她到处游玩，抱怨着亲戚们看望她的次数太少，还随心所欲地主动到别人家吃晚饭，甚至连周末都不放过。很明显，埃丝特姨妈想要得到家人的爱和感激，但是她充满攻击性的处事方法赶走了所有她想要接近的人。

　　这 30 个堂兄妹用三种截然不同的方式对待埃丝特姨妈。大多数人从不直接对她说"不"，他们总是找借口或用其他方法回避她。然而，当埃丝特姨妈的坚持和争吵将他们逼得走投无路时，他们会缴械投降，顺从她。为了避免姨妈对他们进行长篇大论的批判，长时间地打电话和控诉，他们只能选择妥协。另一方面，即使他们已经答应埃丝特姨妈要回电，也从不履行自己的诺言。他们会忘记和她的约会，要么就迟到。他们偷偷地在背后取笑她，甚至有时会用花言巧语哄骗她的钱。他们似乎认为因为埃丝特姨妈性格恶劣，而且又逼迫他们做自己不乐意做的事，所以他们也有理由这样对待她。

　　这种行为方式被称为"消极行为"或"消极攻击性行为"。在传统社会中，当人们面对一个不受喜爱的权威人物时通常会采用这种方式。奇怪的是，这也是现代家庭和公司中最常见的行为方式。那些认为自己"敏感""尊敬他人""不想挑起事端"或"比起接受更愿意给予"的人们通常会这么做。这种做法在乔治家庭中起到的效果不比在传统社会或公司中好多少。一方面，这些表亲们都认为被埃丝特姨妈"利用"了，并且对她怀恨在心。另一方面，埃丝特姨妈对他们的恶意了然于心，并且怀疑他们的诚信，鄙夷他们。此外，由于她认识好些位高权重的人，而且能影响市里的某些决策者，并进一步给他们的生活制造麻烦，因此这些表亲常认为，姨妈是在用这种方式发泄自己的怒火。

少部分人属于第二种。一天晚上，埃丝特姨妈半夜打电话给乔治的一个表亲拉里（Larry）。拉里不怕她，直接在电话里对埃丝特说，他再也无法忍受这种粗鲁无礼的方式了。这么多年来，拉里心中一直积压着对她的愤怒，而且愈演愈烈，那天夜里他终于对她全盘托出了。

埃丝特姨妈很受伤。但是，一贯口齿伶俐的她接着便用两三句同样残忍的话报复了拉里。拉里从不后悔说出内心真实的想法，但是他知道，从那一刻起，埃丝特姨妈不会放过任何和他做对的理由。确实，在接下来的几年里，她从不错过任何场合表达敌意，不仅是对拉里，也对任何曾像拉里一样表达自己不满的亲戚。由于埃丝特姨妈的人脉，拉里的法律事务所甚至因此损失了一些客户。

诚然，埃丝特姨妈不再缠着拉里，甚至竭尽所能地回避他。至少拉里不用再直接面对她了。而且，在隐藏自己内心这么多年后，他很高兴自己能直接反抗姨妈。

拉里和其他做出类似反应的亲戚采取的是"攻击性行为"。这种行为比第一种少见，而且通常更加男性化。但是它并不能更有效地解决问题，而且往往会导致惨重的损失，比如离婚或失业，此外还有其他令人不快的副作用。甚者，这种行为被内科和心脏病医生认为是导致高血压和心血管疾病的重要原因。

我的朋友乔治是第三种人。乔治很了解埃丝特的缺点，可他仍然经常拜访她，而且似乎并不为之苦恼。他似乎发自内心地爱着埃丝特姨妈，埃丝特姨妈对他也是如此。实际上，埃丝特经常帮助他，照顾他的孩子，帮他把车停到车库。她甚至借钱给他扩建房子，在重新装修办公室方面给他有用的建议。

我认识乔治是因为我们在同一家医院工作。他总是能将同事和下属的关系处理得灵活而又得当，这让我十分钦佩。我和他成为朋友的几年间，我们曾有过几次不可避免的关系紧张时刻，而他同样将问题解决得漂亮稳妥，这让我钦羡不已。

我花了很长时间才明白，是什么让乔治和他的其他表亲如此不同，是什么让他和埃丝特姨妈这么难相处的人都能保持良好的关系。实际上，乔治精通第三种行为，这种行为既不消极也不具有攻击性。他发现了实现良好情绪沟通的准则，有时这被称为"非暴力肯定性沟通"（nonviolent assertive communication）。只有这种沟通方式能让我们给予并得到我们需要的东西，同时尊重自己的底线和他人的需求。

一天晚上，他邀我去他家共进晚餐，我因而也得以观察他是如何面对埃丝特姨妈的。那时，乔治马上要因公外出，而他要去的城市有埃丝特姨妈的很多熟人，因此埃丝特要陪他一起去。那天晚上她又打电话给乔治了，这是两天内的第三通电话。她想在乔治本就挤得满满的预约表上再塞几个她的熟人。

那天乔治从医院回来已经很累了，而且很晚了。我知道他有多喜欢安安静静地享用晚餐，特别是当时他还邀请了我和他一道。我琢磨着他会如何应对。首先，他深吸一口气，开始说："埃丝特姨妈，你知道这趟旅行对我来说有多重要，你也知道我真的很感激你为我做的一切。"这是真的，我知道乔治没必要强迫自己这么说。我不知道埃丝特对他说了什么，但我能立马感觉到电话那一头的紧张气氛减缓了。

然后他继续说道："但是你已经给我打了三次电话，我们总是在讨论同一件事。我们之前已经聊了一小时而且达成了一致，你现在却依旧因为同一个原因打电话给我，这让我觉得很不开心。我需要感觉到我们是一个团队，你会尊重我的需求，正如我尊重你的需求。我不想总是反复讨论已经做出的决定，你同意吗？"

两分钟后，通话结束了，他也能够专心吃饭了。他很冷静，就好像只是被告知了航班安排一样。我想起了这些年来所有在不可理喻的时间点呼叫我的病人，要是当时我能够用这种方法回复他们就好了。只是当我发现乔治平静力量背后的思考方式以及八面玲珑的处事方法后，已经是很久之后的事了。

西雅图爱的实验室

在华盛顿大学西雅图分校，有一个叫"爱的实验室"的地方。心理学家约翰·戈特曼（John Gottman）博士会对来实验室的夫妻进行仔细观察。夫妻彼此交流时，摄影机会拍下他们面孔扭曲的时刻，哪怕那只持续了十分之一秒。感应器会记下他们心率和血压值的变化。戈特曼博士是《关系治愈》（*The Relationship Cure*）一书的作者，自从他开了这间实验室之后，超过100对夫妻来找他谈论婚姻中的长期矛盾——家务的分配、对孩子做出的决定、家庭财务的管理、同岳父母的关系、在吸烟和饮酒方面的分歧等。

戈特曼博士的第一个发现便是：世界上没有一对情侣是彼此相爱却没有长期矛盾的。实际上，没有一种长期的情感关系会出现这样的局面。相反，没有长期分歧的情侣才应该担心，因为缺乏冲突标志着情感上的疏离，这使得一段真实的关系没法建立起来。第二个发现是，在听一对夫妻争执五分钟后（只要五分钟！），戈特曼博士就能以超过90%的准确性预言哪些夫妻会继续在一起，哪些夫妻会在几年内离婚，即使他们当时是在度蜜月。

世上没有什么会比失去我们最在乎的人（我们的伴侣、我们的孩子、我们的父母）的情感联结对我们的情感脑和生理机能造成更大的伤害。在爱的实验室里，一句尖酸刻薄的话，或是蔑视或恶心引起的面部扭曲（对观察者来说几乎都难以察觉）都足以使另一方心跳加速。当受到伴侣略带蔑视的刻意批评后，他们的心跳速度会突然上升至每分钟110次[①]以上。

一旦情感脑以这种方式陷入激动状态，认知脑理性思考的能力便会消失。就如我们所见，前额叶皮质"掉线"了。特别是男人，对戈特曼博士所谓的"情绪洪峰"（emotional flooding）十分敏感。一旦他们的情感脑以这种方式激活，他们会"陷入"自己的情绪洪流中，一心想着防守和反击。他们不再思考该如何才能让局面平静下来。许多女人也会做出同样的反应。戈特曼博士的研究中有一段十分熟悉的对话：

弗雷德："你真的把我干洗过的衣服收起来了吗？"

英格丽德（用一种嘲讽的语气）："你真的把我的干洗过的衣服收起来了吗？你自己去收那些该死的衣服吧。你把我看成什么了，你的女仆吗？"

弗雷德："那倒没有。如果你真是我的女仆，你起码会知道怎么洗衣服。"

在进行这段对话时，弗雷德和英格丽德的生理反应迅速变得紊乱（我猜他们的心率变异性也同样混乱，虽然爱的实验室没有测量这个数值）。这

---

① 对男人来说，正常的心跳速度是每分钟70次，女性大约是每分钟80次。

对他们二人的关系会产生灾难性的影响。

戈特曼博士用颇具说服力的论据将引发这种糟糕局面的态度描述为"天启四骑士"（four horsemen of the apocalypse），即四种会在人一生当中的所有关系里造成严重伤害的态度。这种态度会刺激另一人的情感脑，使他们激动到只能用尖酸刻薄的态度回应，或者像一只受伤的动物一样转身离开。如果我们在交流中依赖这四位骑士，注定得不到我们在这段情感关系中梦寐以求的东西，然而我们几乎总是在情感的战役中召唤这四位骑士。

1. **批评**。第一位骑士是批评，批评另一方的性格，而非简单地把自己内心的委屈说出来。一个含批评色彩的例子是："你又迟到了。你只想着自己。"若只是表达心中的委屈应该是："现在已经九点了。你说过你会八点到，这已经是这周第二次了。我这样等你的时候，总是感觉又孤独又不开心。"

批评："我受够了总是整理你的衣服。你总是这么乱七八糟，不爱收拾，真是让人烦躁！"说出委屈："当你把东西丢得满厨房都是时，我真的感到很困扰。早上我在厨房喝咖啡的时候，我需要周围井井有条才能感觉舒服。你能不能试着晚上在睡觉之前收拾一下？"

戈特曼博士给出了一个屡试不爽的方法，即使你只是在合理地表达自己的委屈，也能让对方感觉受到了批评，这会让他感到不快，充满敌意。你只需要带着轻蔑的语气问，"你这人怎么回事？"

这些观察结果的令人惊讶之处在于它们很显而易见。我们都知道自己不愿被人以怎样的方式对待，可是另一方面，我们却很难说出我们想被人以怎样的方式对待。然而，当他人用一种显现高超情感智力的方式和我们相处时，我们就会立刻满怀感激之情。

我还记得曾经因为一通电话出乎意料地学到了一课。那时我一直在等机票代理商查我的预约状态，时间超过了 20 分钟。而且飞机就要在那个下午起飞了，所以我十分焦躁。当代理商终于承认她找不到我的预约时，我爆发了，"什么？真是难以置信。如果你连个预约信息都找不到，还要你做什么？"

我说出那些话的时候就已经开始后悔了。我深知我这么做是在推开这个最能解决眼下问题的人。但是我不知道要如何打破这个僵局，而且我觉得这个时候道歉很荒唐。（实际上，道歉从不会太早或太晚，但是当时我还没有意识到这一点。）令我惊讶的是，这个飞机票代理商拯救了我："先生，您这样抬高音量说话的话，我就不能集中注意力来帮您了。"

我很幸运，她给了我一个完美的机会，让我在道歉的同时还能保存自己的颜面。我立即把握住了这个机会。不久，我们就再一次像两个成年人一样尝试解决问题。当我向她解释这趟飞机对我来说有多重要时，她甚至变成了我的朋友。她违规帮我在飞机上订了一个位置，这本来是不被允许的。

虽然我是精神病学家，可是她才是那个完全掌控对话的人。我想那天晚上她在回家的路上肯定比我更轻松。这段经历让我学会了使用非暴力情绪沟通。实际上，在我多年的训练中，没人认为这种沟通方法很重要或很有用，也没人教过我。

2. **轻蔑**。戈特曼博士指出的第二个骑士是轻蔑，它会对我们边缘叶脑的平衡造成最危险的伤害。当然，轻蔑会以侮辱的形式呈现。从最轻微的（或者是隐晦的）侮辱方式，比如"你这么做不对"到最暴力的，如"可怜的东西，你真是个傻子"或者常见的"你是个混蛋"，又或是虽然简单但却依旧致命的"你真是可笑"。

讽刺也能起到相似效果。再听听弗雷德是怎么回应英格丽德的："如果你真是我的女仆，你起码会知道怎么洗衣服。"有时候讽刺在电影里会显得很好玩（即使如此，它的效果也取决于具体情况），但是在一段真实的关系中完全不是这样。然而，当我们想要显得聪明或风趣时（这通常以伤害别人为代价），我们总是会选择讽刺，有时还乐在其中。有一位极具幽默感的法国记者曾接受我的心理分析超过 15 年，并认为从中获益颇多。有一天，当这位业内闻名的记者做完心理分析后，我们在一起谈论解决冲突的方法。她告诉我："当我感到被攻击时，我会想摧毁我的敌人。如果我成功让对方崩溃，我会很开心。"

表达轻蔑通常只需使用面部表情：听完对方说话之后对着天花板翻白眼，嘴角向下，眯起眼睛。如果给我们发送这些轻蔑信号的人是和我们一起生活或共事的人，会直接对我们的心灵造成伤害。这时，和平解决问题已经不可能了。当我们感觉受到对方的鄙夷时，又怎么能理智冷静地思考或心平气和地说话呢？

3. 反击和用沉默逃避。第三位和第四位骑士是反击和用沉默逃避。当我们被攻击时，情感脑做出的两种反应是战斗和逃跑（1929 年伟大的美国生理学家怀特·B·坎农在一次经典描述中提出了这一著名的另类观点）。这两种反应在数百年的进化中早已刻进了我们的基因内，而且它们对昆虫和爬行类动物而言，确实是最有效的生存之道。

反击的问题就在于，在所有冲突中，它只会导致两种可能的结果。最糟糕的情况是暴力升级。另一方被我的反击伤害后会冒更大的风险来攻击我。这种情况在全世界所有情侣争吵的厨房里并不少见。冲突会不断升级，直到战斗双方永远地以物理形式分开——转身离开，离婚……甚至是谋杀。

最好的情况是，反击"成功"了，另一方被我们的气魄打败了。或者我们通过打对方一巴掌的方式获胜了，就像父母对孩子那样，有时男人也会如此对待女人。丛林法则起效了，我们体内的爬行动物满足了。但是这样的胜利不可避免地会让败者受伤并痛苦，而这样的伤口只会加深双方的情感隔阂，只会让彼此相处更加痛苦。暴力反击从不会促使一个对手祈求宽恕，并把攻击者拥入怀中。然而，即使处在糟糕透顶的关系状态中，这样的结果还是我们希望得到的。

另一种选择——用沉默逃避是男性特权，特别能挫伤女性。用沉默逃避通常预示着一段分崩离析的关系要进入最终阶段了，常出现在婚姻中。

在长达数月的批评、攻击和反击后，这场戏的主角会选择"逃跑"，抛弃战场，至少在感情上是这样。当另一个人依旧想交流说话时，另一方皱皱眉头，看着自己的脚或者用报纸挡住自己，等着这场风暴过去。对手被这种完全忽视的方式彻底伤害，导致其音量越来越高，最后开始大吼大叫。

在用沉默逃避阶段，另一方开始对沉默的人扔盘子或动手（当变成"砖墙"沉默不已的人是女性的话）。物理暴力的发出者孤注一掷地想用这种方式和离开的人再次联结起来，想让对方听听自己情感上的痛苦，并感觉到它。这种方法显然从来没有成功过。维克多·雨果在《巴黎圣母院》中描述了这种徒劳之功和对忽视你的深爱之人的暴力追求。克洛德·弗罗洛（Abbé Frollo）在埃斯梅拉达（Esmeralda）不断忽视并拒绝他的追求后，最终折磨并杀死了她，好让埃斯梅拉达认可他。

情感上的逃避并不是一种解决冲突的有效方法。正如戈特曼博士在实验室里展示的，也如雨果之前在小说中描述的，用沉默逃避通常会让双方抱憾。

┃说出全部避免伤害┃

多亏了西雅图爱的实验室，我们第一次了解到冲突中的人们脑部和心脏的活动以及他们经常遇到困难的原因。当然，我们有理由相信同样的反应和错误会在人们处理婚姻之外的冲突时产生消极效果。

这些冲突可能发生在我们和孩子、父母、岳父母或是与上司和同事之间。但是有效沟通的准则是什么？怎样沟通才能在不疏远对方的情况下传达出我们的想法？怎样沟通才能得到对方的尊重和帮助？

《非暴力沟通》（*Nonviolent Communication*）的作者马歇尔·罗森伯格（Marshall Rosenberg）是情绪沟通的专家。罗森伯格出生于底特律的贫民窟，他很小就痴迷于用非暴力的方式聪明地解决冲突。他在很多环境下，以及世界上一些无法避免冲突的地方传授并实践了他的方法。其中包括从中东到南非的各种不同社区学校以及重组中的大公司。

非暴力沟通的第一条准则是用客观陈述事实代替评判（在冲突中通常表现为批评）。说"你表现得真差"或"这份报告不好"立马会让对方进入防御状态。简单地保持客观并且谈论具体问题就会好很多，可以说"在这份报告中，缺了三个能够传递信息的观点。"

我们越具体和客观，对方就越有可能将我们的话看作沟通的合理尝试，而非对他们的个人攻击。罗森伯格引用的研究观察了国家文学和国民暴力之间的关系。研究表明，文学作品中给人物贴上"好人"或"坏人"标签的频率越高，司法系统中便越容易出现暴力案件。

第二条准则是避免评判对方，而要将注意力完全集中于自己的感觉。不在当下做出评判对情感交流至关重要。如果我谈论自己的感觉，没人能够和我争论。如果我说，"你从不考虑我的感受"或者，"你总是这么以自我为中心"，对方就完全可以反驳我的观点。然而，如果我说，"今天是我的生日，你却不记得。你这么做我感到很孤单"，对方就没法质疑我的感觉。她可能会认为我不应该这么想，但是她没法替我决定，毕竟这些感觉是属于我个人的。

重点是，解决争执时的描述性语气必须以"我"而不是"你"开始。谈论自己，并且只谈论自己时，我不再批评和攻击对方。我在表达自己的感觉，因此我真诚而开放。如果我技巧娴熟并且对自己开诚布公，我甚至能做到通过表明对方伤害了我来暴露自己脆弱的一面。我可能因为暴露自己的弱点而变得脆弱，但是大多数情况下，正是这种坦诚相待会让对方弃械投降。我的诚实会让对方想要合作，想要全身心地投入这段关系。

这个技巧正是乔治对埃丝特姨妈（"但是当你给我打三次电话……我觉得很不快。"）和飞机票代理商对我使用的（"您这样抬高音量说话的话，我就不能集中注意力来帮您了。"）。他们只谈论两件事：刚刚发生了什么，这十分客观，因此别人没法做出情感评判，以及他们对此有何感觉。他们不会对"对手"做丝毫批判，因为那对解决问题来说是徒劳的。

罗森伯格博士表明，不要只说出内心的感觉，还要表达我们没有被满足的需求，这会产生更好的效果。"当你看电影迟到时，我感到不快，因为我真的很想看到电影的开头。对我来说，看一场完整的电影很重要，这样我才能好好享受。"或者，"你过了一整周才跟我打电话说你在忙些什么的时候，在此期间我一直害怕你出了事。我需要更经常地确认你一切都好。"或在工作时，"因为你的原因，大家都看到了这份有拼写错误的文件。我个人感觉很尴尬，因为我和整个小组的形象都受到了影响。我们的声誉对我来说很重要，特别是我们那么辛苦才赢得了他人的尊重。"

我把这种交流方法教给那些不知如何面对棘手病人的年轻医生。实际上，我教给他们的是一个明细步骤，他们常把它写在卡片上并随身携带，以防万一。

罗森伯格博士说他工作室的一个病人曾告诉过他这么一个故事：这个病人就像我的学生那样，和孩子们沟通时会看卡片。一开始，这明显有点尴尬，有时候甚至有些可笑。孩子们立马指出他的方法有多生硬。但是，作为一个认真努力的初学者，他看了看卡片，开始用他学到的步骤解决这个问题："你们说我很可笑时，我却在试图改善我们的关系，做一个好爸爸，所以我真的很受伤。我们过去的沟通方式是不对的，我需要感觉到你们也同样想要有所改变。"

他的新方法奏效了，孩子们开始倾听了，他们的关系得到了改善。他用这种方式沟通了好几周，时间长到他不再需要那张卡片了。然后有一天，当他和孩子们就电视的问题发生争执时，他情绪失控，忘记了使用非暴力沟通的解决方法。他四岁的孩子急迫地说道："爸爸，快去拿你的卡片！"

解决冲突的六个要点提词卡

我自己使用的卡片，以及我给年轻医生的卡片上都写有一个缩写单词："STABEN"。这六个首字母概括了使用有效非暴力沟通方法的六个要点。做到这六点，你就有可能在家里、职场，以及和警察的交涉中，甚至与你的汽车修理工沟通时达到目的。这六个首字母的意思是：

S 代表根源（SOURCE）。首先，确定你打交道的这个人是问题的根源，而且你有办法解决问题。这一点可能听起来简单，但我们遇见问题时，很少会立马想到这么做。

想象一下，如果我的一个同事当着整个团队的面对我的工作提出质疑（或是我的妻子当着我朋友的面说我的三文鱼煮过了头），我的心情会有多糟。虽然稍后对其他同事抱怨或给妈妈打电话埋怨对解决这个问题毫无帮助，然而大多数时候我都会情不自禁地想这么做。如果我这么做了，幸运的话，批评我的那个人不会听到我的抱怨。而最糟糕的情况是其他人把我的话扭曲夸大后告诉了那个人，使我显得像个喋喋不休的懦夫。

为了赢得批评我的同事或是妻子的尊重，并改变他们的做法，我必须直接跟他们说话，而且我是唯一可以这么做的人。当然，面对他们比向其他同事或妈妈抱怨要难很多，我一点也不想这么做，但这是唯一可能会改善我们之间关系的方法。我必须找到问题的根源。

T 代表时间和地点。确保谈话发生在一个恰当的时间，一个受到保护的私密地点。通常，即使你想心平气和地让对方知道你受了委屈，也最好不要在公众场合或在走廊里和那个让你生气的人谈论这个话题。有时，在伤口仍旧鲜血淋漓或是另一方在压力之下时开始谈话也不明智。比较好的方法是找一个你们能心平气和聊天的地方，并确保另一个人有充足的时间听你说话。

A 代表友善（AMICABLE）的方法。如果你想让对方听听你的想法，首先必须确保他在倾听。一开始就用一种充满攻击或敌意的语气说话是最糟糕的沟通方式，注定了这次对话的失败结局。就像戈特曼博士在爱的实验室里证明的，如果沟通双方中的一方觉得自己受到了攻击，沟通开始之前他就可能会"陷入"自己的负面情绪洪流中。一旦如此，那么就再也无药可救了。

因此要确保对方从你说的第一个词开始就感觉舒服。打开对手的耳朵，而不是对着他们尖叫。你知道英文中最甜美的单词是什么吗？是倾听者自己的名字。心理学家称之为"鸡尾酒会现象"（cocktail party phenomenon）。想象一下你正参加一场鸡尾酒会，被一群谈话的人包围着。可是你还是能完全沉浸在和同伴的对话中，你听不到周围其他对话，因为你的注意力高度集中，将它们过滤掉了。

然而，突然间人群中有人说出了你的名字。你立马捕捉到了它，然后掉头张望。你的名字，就这一个词，胜过千言万语。它能吸引你的注意力，就像在一页密密麻麻的文章中，你会一眼就看见自己的名字。

我们对自己名字的敏感度超过任何其他单词。因此，不论你想对你的批评者说什么，都以他的名字开头。然后说些赞扬的真心话，即使那得用尽你全身的力气，只要这话是你发自内心的就行。这种好话可能很难找到，可是这十分重要。比方说，如果你想要抱怨你的老板当众批评你，你可以说，"大卫，我很感激你能给我这个机会听到你的回馈。这有利于我在工作上有所提高。"记住乔治怎么和埃丝特姨妈开始谈话的："埃丝特姨妈，你知道这趟旅行对我来说有多重要，你也知道我真的很感激你为我做的一切。"

用一句赞扬的话开头并不总是那么容易。第一句话甚至会如鲠在喉，可是，你值得这么做。说出口之后，沟通的门就打开了。

B 代表客观的行为（BEHAVIOR）。 接下来，你必须找到问题的核心。解释对方让你委屈的行为，但是要把你的描述限制在客观事实范围内，到此为止，不要有丝毫含沙射影的道德评判。你可以说，"当你这么做的时候，"就到此为止。你不能说，"你就像个变态"。

E 代表情感（EMOTION）。 在描述完事实后，你必须说出这对你的情感有什么影响。在这里，你必须避免踏入谈论自己怒火的陷阱，生气往往是最明显的情绪。比如，不要说，"当你在所有人面前对我大吼着说我穿了一条可笑的裙子时，我真的很生气。"生气是一种直接指向他人的情感，而不是一种对内心受到的伤害的表达，这很可能引发防御行为。你会发现谈论自己受到的影响的效果更强："我感到受伤，"或者"这对我来说真的是侮辱。"

N 代表需求（NEED）。 一旦你表达完自己的真实情感后，你可能就会停下了，但是更有效的方法是说出你没有实现的期望或者没有得到认可的感受："我需要在工作时有安全感，不想因为被人挖苦而感到羞辱或受伤，特别是被您这么重要的人。"或者，如果你的伴侣在晚宴时不友好地忽略了你："我需要感觉到和你有联系，感觉到我对你很重要，即使是我们和朋友在一起的时候。"

我很清楚，这个过程或许有点不自然，特别是我们周围能完美做到这点的人实在太少了。你可能会想，"要是我有勇气那么说就好了。但这是不可能的，我不可能和我的老板这么说话""我不可能和我的丈夫这么说话"

"我不可能和我的孩子这么说话"或"我不可能和我的岳母这么说话"。

问题很简单。你在面对冲突时有三种选择：消极（或消极攻击性），最常见也是最不令人满意的反应；对抗，并不比第一种选择更有效，却危险得多；或"非暴力肯定性"（nonviolent assertiveness），也称为非暴力情感沟通。

但是，有些情况下选择消极或对抗比采取费人心力的有效沟通效果更好。比方说，有些事可能太过琐碎，不值得为之花费时间或注意力。这时"消极"地接受别人的侮辱或在被人操纵时不做出反应就是很明智的决定。比如，有人在路上对我按喇叭或商店员工表现得很粗鲁时，我会选择消极面对。另一方面，在紧急或危险时刻，"对抗"地不加解释执行命令就是正常的选择。这就是武装力量工作的方式，因为它们存在的全部意义就是在千钧一发之际力挽狂澜。此外，当家长看到孩子不注意来往的车辆横穿马路时也会对孩子大吼。

但是不管情况如何，永远只有三种方法可供选择。每种情况下，我们都要选择：我们是接受还是放弃有效情绪沟通的挑战？世上没有什么会比与重要的人的关系不和谐，存在诸多矛盾更让人焦虑、抑郁和压力重重了。而我们完全可以改变这一点。STABEN过程就是我们前进路上坚实的第一步。

幸运的是，并不是所有的关系都会产生矛盾。沟通的另一面经常被我们忽视，却同等重要：我们必须了解如何才能最大程度地加深和他人的关系。最简单的方法就是学会在某人痛苦以及需要我们帮助的时候陪在他们身边，全身心地付出。这里再次强调，重要的是找到恰当的措辞来将我们脑中的情绪快速有效地传递给对方。这种交流需要另一种技巧，比第一种更简单，可能是因为它的风险更小。

第十三章

用心倾听

我第一年教我医院的医生学会听病人说话时，觉得没什么可说的。他们最常遇到的问题是，那些声称自己"头疼"的病人踏进他们办公室的那一刻就会开始哭泣。当一位有五个孩子的妈妈泪流满面地控诉着抛弃她的丈夫时，这群年轻的医生一定很不舒服。那一刻，他们会开始强烈担心她要抱怨多久以及人满为患的等候室会不会因此而爆发不满。他们可能会对自己叹气道，"我下午的安排就这么泡汤了！"

　　对于我，一个精神科医生来说，情况恰好相反。当患者在哭泣中崩溃时，我知道我走对路了。因为病人开始流露自己的感情，我知道我们离真相越来越近了，只需要沿着病人留下的路径按图索骥就好。

　　可是作为一名精神科医生，我的情况和我的同事们完全相反。他们每次看诊时间通常持续 10 ~ 15 分钟，而我从未少于 30 分钟，通常在 1 小时以上。我学会的沟通方式是被动地细心聆听，时不时地用"嗯……"或"再跟我说说你的母亲"回应患者，这使得患者能花更多时间表达内心的情感，因而看诊时间也更长。这点很适合我，但是不适用于外科医生、心脏病医生或忙碌的家庭医生。

　　医院安排我教一门课——应对棘手的患者，这是我学术工作的一部分。我必须找到些更有用的东西传授给年轻医生，而不是让他们把头靠在一边，一边嘴里"嗯……嗯……"个不停。我也想让他们更人性化一点，不要总是给病人开点百忧解就匆匆把他们打发回家，而且与此同时门诊耗时还不能超过 10 分钟。

　　学会一件东西的最好时机就是当你不得不向别人传授它的时候。我在研究这个问题的时候，发现心理学家玛丽安·斯图尔特（Marian R. Stuart）

和在新泽西罗伯特伍德约翰逊医学院的医学与牙医大学任教的家庭内科医生约瑟夫·利伯曼（Joseph A. Lieberman）曾做过相关研究。他们录下了数十卷录像带，记录深受病患欢迎的医生和口碑颇低的医生的看诊情况。从这些录像中，他们发现了一种帮助人们建立牢固人际关系的简单方法。

和其他人一样，这么多年来我一直都向他人传授这个方法。最令我吃惊的是，我发现它对每个人都同样适用，包括我的家人、朋友甚至是同事。当他们生活不顺时，都会使用这个方法并受益匪浅。他们并没有把我当成精神科医生来咨询我。我不一定有空，也不是一直都有欲望花上一小时来专注于他们故事的点滴细节。面对他们时，我也必须找出最有效和最人性的方法来"建立联结"，让他们感觉更好，还要在十分钟以内。斯图尔特博士和利伯曼博士的方法能够显著提高我们与他人共情的能力，并因此对自我感觉更好。这不需要成为精神科医生。我们在过去从不知道还有这样一种方法能够拉近我们同重要之人的关系，让我们同恋人、父母和孩子更加亲密。它帮助我们改善人际关系。人际关系能控制情感脑，进而让我们免遭焦虑和抑郁之苦，让我们获得幸福。

给心脏"洗个澡"

这个方法由五个连续快速的步骤组成。有一个口诀能帮你记住它：给心脏"洗个澡"（BATHE）[①]。

B 代表背景（BACKGROUND）。要想和一个痛苦的人建立联结，首先必须找出他们痛苦的根源。你必须问"发生了什么？"

[①] BATHE 方法引自：Stuart, M.R., and Lieberman, J.A. III,《15分钟的小时：初步护理中的实用治疗法》（*The Fifteen Minute Hour: Practical Therapeutic Intereventions in Primary Care*），3rd Edition, Philadelphia: Saunders, 2002.

斯图尔特博士和利伯曼博士发现，询问者没必要了解细节，实际上，他们要做的是尽可能少地打断说话者，但要在两分钟内从中了解大致情况。如果你觉得两分钟有点短，那么你可能会惊讶地发现，医生平均在病人说话 18 秒后就会打断他们。

只给病人两分钟的时间也是有其目的的。如果病人说话的时间远超过两分钟，他很可能会迷失在细节中，你可能永远也无法得知问题出在哪里。毕竟重点从不在于发生了什么，而在于他们的感觉。因此你必须快速进行下一步。

A 代表影响（AFFECT）。现在你应该快速发问："这件事让你感觉怎样？"这可能听起来有些生硬，或者让人感觉尴尬，但是你会惊讶于你从中了解的情况。在 1999 年科索沃发生了战争之后，我把这个方法教给了那里的普通外科医生。有一天，我的一个学生在诊断一个声称自己脑袋、背部和手部都持续疼痛，伴随失眠和体重下降的女性患者。这个可怜的学生绞尽脑汁，苦苦思索着所有可能的诊断结果，从梅毒到多发性硬化症（multiple sclerosis）。而我却只简单地在她的耳边低声问道，"发生什么事了？"

几秒后，她解释道，她的丈夫几个月前被绑架了，她一直没有他的消息。她想丈夫一定是死了。她很可能没有可以倾诉的对象，因为在战争时期这样的事情实在太常见了，其他人可能也有相同的遭遇。我们几乎可以想象她的感觉。那位学生一直犹豫着要不要迈出下一步，这个问题的答案实在太明显了，问她这样的问题几乎显得有些轻蔑，但是我还是鼓励了他。他停顿了片刻，终于问道："你现在有什么感觉？"

从那一刻起，这位女患者终于开始痛哭流涕："我很害怕，医生，我好害怕。"他抓住她的手臂，让她哭了一会儿。她压抑自己很久了。然后，他进入了最重要的一个步骤。

T 代表麻烦（TROUBLE）。避免沉浸在情绪之海中无法自拔的最好方式就是深潜下去，潜到海底，最困难的地方，痛苦的核心。只有在那里，我们才能触底反弹至海面。

考虑到这种经历背后的含义，这次的问题同样显得很失礼，或令人无法接受。然而，这是所有问题中最有效的："现在最困扰你的是什么？"

"我不知道要怎么对孩子们说，"女人毫不犹豫地回答，"我早就知道丈夫可能会死。我们经常谈论这个问题。但是孩子们……我能为他们做什么呢？"她开始更加剧烈地抽泣着。当她谈起失去丈夫后的恐惧时，我没料想到她的回答是这样的。但是很明显，她所有的情感都集中在孩子身上。如果没有问她，我们可能永远不会猜到。

这个问题之所以有这等魔力，是因为它能帮助痛苦的人集中注意力。她能够开始整理思绪，想清楚什么是最让她痛苦的。否则，她的大脑会任凭思绪纷杂，可能会失去方向，被负面情绪击垮，所有大脑都是如此。

我亲身体验过这种方法的效果。那时，我刚结束了生命中一段至关重要的关系，举步维艰。我每晚都孤身一人，感觉全身上下的悲伤要将自己淹没。但是我没有哭，我从不哭泣。就像许多男人学会的，我咬紧牙关，继续生活。生活不会因为我的心碎痛苦就停止，我们能做的还有很多。

一天晚上，一个朋友打电话问我的近况。我不想在这个问题上聊太久，因为很明显，聊天对我的情绪改善不会有大的帮助。但是我的朋友是儿科教授，而且深知 BATHE 对伤痛之人的重要性。当她问我，什么最困扰我时，儿子的音容笑貌突然浮现在我眼前。他曾在这段关系对我造成巨大打击后帮我搬家。这时我仿佛看见了他独自一人在家的身影，悲伤而脆弱，可能和我一样也咬紧牙关硬撑着，而我却不在他身边。

那一刻，我哭了。所有猝不及防的悲伤突然向我涌来，这是一开始就应该发生的事情，我用尽浑身的力气号啕大哭着，泪流满面。几分钟后，我感觉好多了。问题并没有得到解决，但是我现在知道问题的根源是什么了。那就是如何帮助我的儿子在未来从悲伤中一点点走出来，在这个问题上，我可以做的还有很多。

H 代表处理（HANDLING）。 在患者表达情绪之后，他们的能量都集中在问题的主要根源上，这时你必须借机发问，"你最需要什么来处理这个问题？"这会让患者思考周围能够帮助他们克服困难，控制局面的资源。

即使在我们深爱的人最脆弱的时候，他们处理困难的能力也不容低估。通常，人们最需要的是别人帮助他们重新站起来，利用周围的资源解决问题。他们不需要我们替他们克服问题。

我们都很难理解并承认，周围的人比我们想象的更强大、更有韧性。也很难承认，我们自己也比想象中的更强大、更不服输。我必须让我的学生知道我们在情感关系中都是需要学习的，这当初可费了我一些功夫。当其他人表达他的感觉和疼痛时，不要对自己说"别干站着！做点什么！"而是"不要采取行动！保持现状就好！"因为通常我们这么做才会发挥更大的作用。我们的作用就是单纯地站在那里，陪在他们身边，而不是提供大量的解决方案，笨拙地开始替他们解决他们自己的问题。

那个科索沃的阿尔巴尼亚女人听到这个问题后想了一会儿。"我的姐妹和邻居情况都差不多，"她说，"我们一直在一起。他们很擅长和孩子打交道。"虽然这句话明显没有解决任何问题，但是她更明白，将来如果有紧急事情发生她可以找谁求助了。仅仅是直接意识到有可以使用的资源也会减轻她的压力。我当时的情况是，意识到我能自己解决问题，然后和儿子开始一段新的关系，这对我帮助很大。而且，我也知道我有一个无话不谈的朋友，即使他与我天各一方。于是我开始每周跟他打电话，通常是在晚上，那是我最孤独的时候。

E 代表同情（EMPATHY）。 学会这个方法后，医生能快速跟病人建立联结，并且帮助他们。病人相信有人真的在乎他们，而且陪着自己一起奋斗，这点很重要。当然，你在帮助朋友或恋人时也应该尽力使他们有这样的感觉。

在聆听的同时，你们之间还应该有简短的情感交流，你应该适时地表达自己的感情。痛苦就像我们肩上的重担。在聆听时说出自己的感受能让他们知道，在那几分钟内，你在和他们一起承受痛苦的重担。虽然聊天结束的时候，他们会再次独自一人面对这重负，但是你们共同面对痛苦的这几分钟会让他们在踽踽独行的道路上少一些孤独和恐惧。

通常简单地说几句话就够了。比如说，"那对你来说一定很艰难。"或者，"听你这么说，我也感到很悲伤。很同情你经历了这样的事。"

孩子们弄伤自己后会跑向自己的妈妈，他们通常比成年人更能了解这些话有多重要。很明显，他们的母亲不能让疼痛消失。她们不是护士也不是医生。但是不仅仅是疼痛需要得到治愈，最重要的是他们需要感到不再孤独。成年人也需要在痛苦时感到不那么孤单。[①]

虽然科索沃的那位病人在医生办公室待了 15 分钟后，病情并没有痊愈，但是她内心更强大了，也不那么孤单了。而她的医生也觉得这段谈话比让她做一系列无用的测试，开大量无效的药对病情帮助更大。这位医生也像所有我在那里遇见的科索沃人一样，不管是阿尔巴尼亚人还是塞尔维亚人。我的学生经历了很多痛苦，情绪几乎和所有离开他办公室的女患者一样激动。可是当我看着他的时候，我觉得他也好转了。他看上去更轻松、更自信了。就好像这短暂的情感沟通让他们一起成长了，就好像他们因此重新从苦难中拿回了一点尊严。他和那位女患者建立了情感联结，让她看

---

① 我想感谢蕾切尔·娜奥米·雷曼（Rachel Naomi Remen）博士，她在《自然心药》（*Kitchen Table Wisdom*）这本奇妙的书中指出了疼痛和孤独的区别。

到了他身上的一点人性光芒，也同时关怀了自己。像这样，我们成功与彼此进行情绪交流，即使这不能立马"治愈"我们，但是我们的情感脑就这样一点点得到发展。我们的情感脑因此相信我们能和别人建立联结，能在需要的时候"控制"我们的行为。这种自信让我们免遭焦虑和抑郁的折磨。

▎安吉拉和妈妈聊天▎

精神病学家和心理分析师通常会忽视我们讨论的这种交流方法。他们认为这是"常识"，不值得研究或教学。

诚然，它们应该是常识。但是执业医师研究得出的结论与笛卡尔（Descartes）在这一问题上的观点相反：常识通常并不那么常见，相反，太多人没能做到这一点。如果父母都这么和孩子们说话，如果情侣们知道这么交流并且用心倾听彼此，如果老板知道怎么尊重他们的员工，如果更多人知道这种常识，我们就不需要教他们如何沟通了。我发现在做心理治疗的时候，重要的是在治疗中事无巨细地指导病人该怎么做。我们都需要得到指导，来更好地管理和重要之人的感情关系。我无法理解为什么我们没有更系统地传授交流方法。

在离科索沃很远的一个宜居的美国城市，有一个病人想要快速了解有效情感沟通的基础知识，来解决她和母亲的关系中出现的问题。母女关系通常是最棘手的。

病人名叫安吉拉，55 岁。初看，她似乎什么都有了。她和丈夫结婚 30 年，深爱彼此；两个儿子帅气又聪明，而且都很爱她；她们一家住在市里最美的地方。14 岁时她离开意大利来到美国。她在创立职业介绍所一段时间后便将其卖掉，并因此赚了很多钱。

安吉拉每周会去乡村俱乐部打一两次网球，她依旧很享受男人们看着她苗条身材的目光。但是在顺利人生的表象之下，她的内在混乱不堪。她患有焦虑症，每晚几乎会以恐慌状态夜醒好几次。白天她有时会躲起来偷偷哭泣。她总是感觉在窒息的边缘，摇摇欲坠。

医生最终给她开了抗焦虑剂和抗抑郁剂。安吉拉这辈子从没服过药，她没法从心理上接受精神科药物治疗。她想尝试别的方法。

她来见我的时候，我便相信凭借她的聪明和意志力，不久病症就能得到控制。我使用生物反馈疗法帮助她学会进入心律规律状态，还使用眼动脱敏和再加工的方法帮她卸下在欧洲和美洲痛苦童年的情感包袱。她一点点地改变饮食习惯。几周后，我们确实取得了迅速的进展。可是安吉拉还是时不时地会焦虑症发作，尤其是在夜晚。早上醒来时，她偶尔还是会感到窒息。

当我再次审视她的病情时，我发现她轻描淡写地带过了同母亲马赛拉（Marcella）关系中存在的问题。在马赛拉的第三任丈夫死后，她离开了那不勒斯，和安吉拉一同在美国生活。

我们也希望能轻而易举地解决这个问题，可是我们不能表现得就像这段令人痛苦的关系不存在一样。包括百忧解，还有最有效的自然疗法都不能帮助她。安吉拉唯一的选择就是直面这段关系。

来美国之后，马赛拉不学英语也不去考驾照。很明显，她感到很无聊。干预女儿的人生似乎成为了她的主要乐趣。聪明的马赛拉深知如何才会让安吉拉感到愧疚，并且一直声称她所做的都是为了女儿好。安吉拉满足了马赛拉的所有需求，可是不论安吉拉怎么做，她都觉得女儿做得不够多，或感觉她所做的不能满足自己的需求。

安吉拉不可能让母亲孤身一人返回意大利，也不可能把她送进养老院，因为她不会英语，没法和任何人沟通。马赛拉在家庭中享有至高无上的权力。她需要被照顾，否则就自己一人生闷气，最后让所有人都不开心。安吉拉接受治疗后，就算母亲一如既往地批评她，也能控制自己的心率了。多亏了眼动脱敏和再加工，母女之间的纠纷再也不会唤醒她的疼痛，并且让她回想起童年时遭受体罚的屈辱了。可是，安吉拉还是在自己家中不断忍受着言语和情感暴力。她从小受地中海文化影响，习惯对父母唯命是从，因此明显缺乏应对这么一位难缠的老母亲的能力。

只有当安吉拉同意有计划地改善这段不稳定的母女关系后，她才真正开始好转。我们在纸上列下了安吉拉愿意做出的让步和不能触碰的底线。她愿意带母亲外出吃午饭，每周陪她逛三次街（这对我来说太多了，但是得由安吉拉决定自己能接受的范围）。

另一方面，安吉拉想每天早上在丈夫出门后有一小时的安宁。她也想晚上回家后能有一小时不被母亲打扰。她不觉得马赛拉会停止用莫须有的借口抱怨自己，母亲总是这么做，如今她已经 85 岁了，要她改变太迟了。但是，令人难以置信的是，直到现在母亲都还会威胁她说要对她施加身体暴力，安吉拉不愿再忍受这一点了。

安吉拉拿着"STABEN"的提词卡，和我一起练习向母亲解释自己需求的场景。在我的帮助下，她选择了恰当的时间和地点，用一种最好的方法切入这个主题："亲爱的妈妈，您知道我真的很希望您能在我家里过得开心，也知道我很想当个好女儿。可是现在我们得谈谈，这样我们以后才能愉快相处。"她斟酌了一会儿，最后，终于找到方法描述困扰她的行动，以及自己本身的情绪和需求："您身上有三点困扰着我。第一，早上卢卡（Luca）一去上班，您就会开始打扰我，这样我没法做任何事了。那时是我计划一天工作的时候，我需要独处一小时。其次，当卢卡下班回来后，您会立马加入我们的二人世界。在晚上一家人重新聚在一起其乐融融之前，我都不能有一时半刻和他独处，这让我感到不悦。我需要在他回家后，和他两个人单独待上一小时。最后，当您对我说'我要让你长点记性'的时候，即使我知道您不会真的打我，我还是会感到害怕，这真的让我很不开心。我需要在自己家里感到安全，需要确保这里不会发生暴力。"

第一天很艰难。安吉拉从没有这样直面过自己的母亲！但是现实比角色扮演更加困难，她们的交谈过程也没有我们计划的那样开诚布公。然而，安吉拉还是成功让马赛拉了解到她想和母亲一起做的事以及她自己的需求。安吉拉要求马赛拉合作。她还说，从这一刻起，如果她感到被威胁了，她会两天不和马赛拉一同出门。

谈话后的前两周是最艰难的。当然，马赛拉不放过任何考验安吉拉底线的机会。她找出大量极具说服力的理由，在约定好的每周三次的出门时间之外和女儿去市中心。当然，她在谈话后第三天就威胁了安吉拉，想看看女儿的决心到底有多坚定。安吉拉每天都跟我通话，但是她还是坚持住了。即使她的病症有所恶化，可是她知道原因，因此也没有那么着急。

一个月后，家里的气氛缓和了许多。安吉拉的症状也逐渐好转。这时，她感觉和母亲更亲近了，毕竟马赛拉的生活也不容易。她在和马赛拉聊天时使用了 BATHE 方法，确保她能够听到母亲话语背后隐藏着的情感，并且能够帮她说出最困扰她的事情。马赛拉被安吉拉的态度惊住了，但是不久后就开始享受能够那样被人倾听的感觉。同安吉拉说话时她越来越自在，之后终于说起她那混乱而漫长的人生。马赛拉的童年在西西里的一个贫穷村庄度过，15 岁时嫁给了自己的第一任丈夫——一个暴力的酒鬼。她还告诉女儿自己是怎样藏在船舱的储藏室中逃往那不勒斯的。她生活的戏剧程度就像一本小说。在聆听的过程中，安吉拉一直支持着她，不断重复地问同一个问题：

"这事发生之后你有什么感觉？"

"这件事让你觉得最痛苦的地方是什么？"

"是什么帮你解决了这个问题？"

她还说，"妈妈，这对你来说一定很难，"然后让马赛拉继续讲她的故事。安吉拉第一次感觉到，母亲让她了解了这些往日旧事最重要的部分。马赛拉从没有这么详细又动情地谈过自己的往事。在某种程度上，她们感觉，这是这么多年来甚至是她们这辈子第一次这么贴近彼此。

然而，马赛拉的性格依旧没有因为和女儿之间的亲密关系而真的改变，可能这辈子它都不会变了。她依旧是那个需要控制情绪的、爱抱怨的老女人。区别在于安吉拉现在能够再次感到对生活的控制感。她产生了一种全新的自尊，而且明显感到马赛拉对她的看法也发生了变化。

▍黑带和更高境界 ▍

掌握情绪沟通的方法从来不会在一天或一个月甚至是一年内速成。格斗术的初学者通常以白带入门，最终以黑带学成。然后便是自己无止境地锤炼，获得更高的头衔"段"或"大师"。但是没有"最终的大师"，你永远可以做得更好。

对我来说，情绪沟通的艺术有点像格斗术。它要求我们控制内心的能量，我们可能得穷尽一生来完美地锤炼这门技术。我在缺乏系统训练的情况下，花费了数年研究情绪沟通，现在依旧觉得自己只有"褐带"水平。然而，我丰富的经验让我坚信，提升自己的情绪沟通水平是人生最重要也是必要的事情，我需要一直为此投入时间和精力，否则的话我的人生就是一个悲剧。即使这种训练可能看不到尽头，这也更加说明我们应该立刻开始。

我喜欢法王路易十四的伟大首相科尔伯特（Colbert）的故事。当时法国紧缺能对抗英国日益强大实力的战船，用来制造船桅的山毛榉数量也不够。科尔伯特叫来国王的林务官，要他们造一片森林。"但是，尊敬的大人，"他们回答，"一棵山毛榉长大到能够用来做船桅需要一百年。"

"啊，"科尔伯特说，"要真是这样的话……我们必须马上开始！"

幸运的是，我们感受到情绪沟通的益处要比这快得多。那些学会这种方法的年轻医生几乎立马就能感觉到他们和患者的关系改变了，他们漫长辛苦的一天也因此省下了不少精力。若同时锻炼心律协调，则更容易掌握这门技术。心律协调能稳定情感脑，这似乎会让我们更能接受自己和别人的感觉。它帮助我们找到更恰当的措辞，并且始终记住自己真正想要的东西。

我已经花大量篇幅谈过控制情绪以及影响彼此感觉的重要性。本书第一部分探讨了如何通过改变身体来控制我们的生理机能，而治愈情感脑的下一个重要阶段就在于控制与他人的沟通。然而西方世界在过去 50 年间依旧忽略了在这一治愈阶段的另一个步骤：我们所做的，不是为了自己，而是为了别人。我们每个人都在社区内扮演着一个角色，这超出我们自己，甚至超过亲密关系的范畴。人类是彻底的社会性动物。如果我们想要开心，想要将能治愈自身最重要部分的本能释放出来，那么我们必须在同世界的联结中找到意义——我们能带给别人什么。

第十四章

更大的联结

如果我不为自己，那么谁会为我着想？如果我只为自己，那么我是谁？如果不是现在，那么是何时？

——希列尔（Hillel）

《我们父辈的道德》（*Ethics of Our Fathers*）

生命就是战斗。如果仅仅是为己而战，那么这场战斗没有价值。

我们都厌倦了做自己，总是想寻找些更深远的意义。生命的意义不仅仅是活着，我们需要一个更大的理由来继续前行。圣埃克苏佩里（Saint-Exupéry）的作品《风、沙和星星》（*Wind, Sand and Stars*）讲述了飞行员亨利·吉约梅（Henri Guillaumet）的故事。吉约梅的飞机坠落在安第斯山脉。他在刺骨的寒风中一直向前走了三天。然后，他面朝下倒在雪地里。这短暂的休息让亨利感到非常舒服，但是他意识到如果不马上站起来的话，他就会永远躺在这里。

亨利实在精疲力竭，不想再走了。他被那轻柔的、没有疼痛的、和平的死亡气息吸引着。在他的脑海中浮现的是向妻儿告别的画面。他似乎感觉到了自己最后一次对他们的爱。但是他突然想到：如果没人发现他的尸体，妻子在四年后才能得到他的人寿保险赔偿金。

然后他睁开双眼，看见约 100 米之外的雪地上耸立着一块岩石。如果能爬到那块岩石上，身体就会更容易被人发现。出于对家人的爱，他站起来，再次开始前行。但是这次，是爱支撑着他向前。他没有再次停下。他继续在雪地里向前走了 60 英里，最后到达了一个村庄。他想，"好吧，至少野兽不会把我的尸体吃掉。"当他自身的生命没法给他带来足够的生存欲望时，他想起了别人，那是他爱的人，是他们给了他继续向前的力量。

如今，全世界都趋向于将焦点放在自我、个人发展和自我心理上。其中的关键价值观是自主、独立、个人自由和自我表达。这些价值观变得越来越重要，甚至连广告商都在标语中传递这些价值观，他们说服我们跟风购物，还说这会让我们独一无二。"做你自己"，这是服装和香水广告语。"表达自我"，这是一则咖啡广告语。"不同凡响"，来自一则电脑制造商的广告语。甚至连军队，众所周知这可不是个让你独立思考的地方，也传达了相似的信息来吸引年轻人，征兵海报上写着"引爆潜能"。

自从美国独立战争和 18 世纪末的法国大革命以来，这些价值观就开始逐渐深入人心，势不可当。当然，我们从中受益匪浅。它们正是重要的"自由"核心价值观。但是我们在这条路上走得越远，越能清楚地看到个人自由是需要付出代价的。

对自主无止境的追求意味着疏离、痛苦和失去生活的意义。现在我们一发现伴侣不合适就随心所欲地分手，自由程度前所未有。美国的离婚率已经快接近 50% 了。城市的离婚率更高，因为在那里遇见新伴侣的机会更多。我们的搬家频率也达到了历史峰值（有些人估计，美国家庭平均每五年就搬一次家）。

我们从家庭纽带，以及对他人的责任和义务中解放了出来，能够随心所欲地走自己的路。但是我们也可能会因此迷失自己，孤老一生。人与人之间与日俱增的疏离感可能是西方世界过去 50 年抑郁患者稳步增长的一个原因。

我的一个朋友 37 岁了。他是一个医生，从出生时起就离开了自己的祖国，移民别国，直到最近他才结束了独身生活。很长时间，他都在寻找生命缺失的意义。他曾看过心理分析师，去过大量关注自我心理的工作室，还服过抗抑郁剂。他试过所有的方法。然后，有一天他告诉我，"有一次，我两岁大的儿子把他的手放在我的手心，我们一起去散步，我们只是去收报纸。最终，那是我唯一一次找到了那些生存问题的答案。"

就像我的朋友一样，我们生命中最明显的意义可能就是对恋人和孩子的爱。但是核心家庭之外的人也会影响我们的情感脑的平衡。实际上，我们越能与在乎的人相处融洽，我们就越能感觉到自己受他人重视，越容易克服自身的焦虑、绝望和无谓感。

我还记得以前曾去一个老太太家为她看诊，因为她害怕出门。她得了肺气肿，不得不整日与氧气瓶为伴，但她主要的问题是抑郁。她75岁，对世上一切都不感兴趣。她郁郁寡欢，焦虑不堪，一心等着死亡来临。当然这使她睡眠质量差，胃口不好，并且总是在抱怨。但是，我依旧惊讶于她的智慧和才能。她做过一位重要领导的行政助理。和她在一起时，我能感觉到空气中充斥着干练和自然的权威感，尽管她很抑郁。有一天我对她说："我知道你状态不好而且需要帮忙，但是你的技术会给需要的人带来极大的帮助，为什么你不试着帮帮别人呢？"她感到非常惊讶，一位精神科医生本应帮助她，却问她为什么不去帮助别人，不过我依旧看到她的眼睛亮了起来，她立马被这个想法吸引了。她决定花点时间帮助贫困的孩子学习怎样阅读。这本就不容易，更何况对她来说走出门去另一个地方真的很困难。此外，不是所有的学生都感激她，一些学生甚至很难管教。但是这份工作对她的人生意义重大。这使她设立了一个目标，让她觉得自己还有用。她曾经因年龄太大和疾病问题与社区失去了联系，而这份工作让她再次找到了自己的归宿。

加缪（Camus）了解人类灵魂的这一面，尽管他在自己的哲学散文中很少谈到这一点。在《西西弗的神话》（*The Myth of Sisyphus*）中他对人类的描述令人难以忘怀。加缪认为，我们的人生基本就是一个将石头从山脚推到山顶的过程，而石头到山顶后会掉下来，于是我们又从头开始，周而复始。找寻生存的意义本就是错误的，因为摆在我们眼前的事实是，我们推着的这块石头是我们的石头，它是独一无二的，而我们要对它负责。

加缪说，尽管如此，当西西弗下山的时候，他应该是开心的。可是加缪的"荒唐"哲学并不能阻止他在第二次世界大战的时候加入秘密抵抗组织。他抗争了，而且在秘密组织里过得很开心。就像许多人一样，他发现为了一个更宏伟的目标而拿生命冒险让他感到幸福，这是一种来自于灵魂深处的喜悦。我们在与他人的联结中找到的这种意义不是被社会强加的文化价值观或是行为准则。它是大脑自身的需求。

最近 30 年的社会生物学证明了，我们的基因是利他的。我们的基因决定了，我们会关心他人，并因此获得内心的平静。因此，当我们发现在所有伟大的精神传统中，利他主义都占据着核心地位也就不足为奇了。达马西奥博士就在对物种神经起源的讨论中强调，利他主义是能被身体感觉到的。

研究表明，那些活得更开心的人有两个共同点：他们有亲密稳定的人际关系，而且与社会有着牢固的联结。我们曾经花大量篇幅讨论过情感关系，但是更大的社会联结又是怎么一回事呢？

与社会建立联结意味着，为某个组织奉献自己，投入我们的时间，却不求物质回报。当我们试图减少伴随着抑郁而来的内心空虚时，这种追求往往是最有效的方法。而且，幸运的是，我们没必要拿生命冒险，或者加入秘密反抗组织来达到这种效果。

给那些因为重病或残疾而没法出门的老人们的生活带来一点光，在动物收容所工作，在附近的学校做志愿者工作，加入镇议会或公司工会——所有这些行为都会将我们从我们小小的孤立的圈子里拉出来，让我们感觉与别人的生活圈有所联系。而且，最终我们会感觉不那么焦虑和抑郁。当代社会学的创始人爱米尔·杜尔凯姆（Emile Durkheim）第一个证明了这一点。一百年前，他在那本开创性的著作《自杀》（*Suicide*）中提到，社区融入程度最低的人最经常尝试自杀。最近，当代社会学家发现，参与社区活动的人不仅更快乐，而且更健康长寿。《美国心脏病学期刊》的一项研究证明了这一点。研究表明，在身体状况一样的前提下，做志愿者工作的人的死亡率要比他人低 60%。

当代最著名的科学杂志《科学》也分析了志愿者工作对健康的影响。研究表明，志愿者工作可以延长我们的寿命，它甚至比保持低血压、降低胆固醇和戒烟更加有效。与他人联结带来的愉悦感以及属于社会团体一分子的参与感，是治愈情感脑的绝佳疗法，对身体也颇有好处。

奥地利精神病学家维克多·弗兰克（Victor Frankl）是纳粹集中营的幸存者。他根据自己的经历写下了感人至深的《人类寻找的意义》（*Man's Search for Meaning*）。在书中，他解释了是什么让一些囚犯能够在如此恶劣残忍的生存环境中坚持下来。他的观察没有科学价值，可是他的结论和研究结果相似。要想在冷漠的世界中活下来，我们必须寻找生存的意义，并同什么东西建立联系。就像肯尼迪总统著名的劝诫，如果有人陷入了绝望的环境中，他的建议是，不要问生命能给我们带来什么，相反，永远要问我们自己能给生命带来什么。这种态度意味着，我们可能只是需要更投入地工作并记住能对他人生命带来的帮助。或者抽出一点时间（可能是每周一次），为一个组织、一支团队做一点贡献，或仅仅是帮助一个人，甚至是陪伴我们喜欢的动物。

特蕾莎修女可能是 20 世纪公认的做出最多善行的人。她曾说过，"不要想着做惊天动地的事。重要的是你给予了别人什么。重要的是在你的行为中包含了多少爱意。"我们也不一定得等到自己完全感觉舒服满足时才去付出。亚伯拉罕·马斯洛（Abraham Maslow）是一门新的心理学的奠基人，开创了"人类潜能发展运动"。他曾对身体健康并且心理平衡的人进行过研究，得出了如下结论：在个人发展的最后阶段，"实现自我"的个体开始帮助他人。他甚至谈到最后个体会变成一个"仆人"，但是与此同时仍旧看重自我满足的重要性。"为了更好地帮助别人，我们要成为一个更好的自己，但是成为更好的自己的必经之路就是帮助别人，所以我们能够也必须同时做到这两件事。"

继杜尔凯姆的理论提出一个世纪后，弗兰克和马斯洛的理论提出三十年后，现代生理研究证明了他们的观点和结论。用电脑计算心律协调时，我们发现身体实现心律协调最简单快速的方法是向他人表达谢意和柔情。当我们发自内心地从情感上感觉到和周围人的联结，我们的生理机能会自动进入协调状态。与此同时，当我们达到生理平衡时，我们理解世界的方式也会焕然一新。马斯洛形容的这种良性循环是通往实现自我之路的大门——没有压力、焦虑和抑郁。

第十五章

开始

我站在巴黎中心的新桥上，看着塞纳河在白色的大石头之间流淌着。有个男人在河岸上和儿子一起钓鱼。小男孩刚捉了一条鱼，眼里闪耀着喜悦的光芒。我还记得，当我像他那么大时，也曾和我父亲沿着这条河漫步。父亲说，祖父过去也常在塞纳河里游泳。但是，他补充道，这条河现在太脏了，没人敢游泳了，甚至连鱼都消失了。

　　35年后的今天，鱼儿们又重新回来了。或许我们如今又能在塞纳河里游泳了。我们只需要停止污染，让河水自行恢复。给它这个机会，给它足够的时间，河水自然会净化自己。河流和小溪又重新活了过来。像我们一样，它们也会朝着"体内平衡"发展。实际上，它们也有治愈的本能。

　　就像所有的生物一样，河流也不断与环境（如空气、雨水、土壤、树木、海藻、鱼类和人类）进行交流。这种生命的交流会创造出更多的秩序并提升组织性，最终会使生命更加纯净。死是生的背面。死代表着不再和外界交换。在死亡里，定义生命的平衡创造和秩序的不断建立消失不见，取而代之的是腐朽。

　　但是只要自然之力还在生命中起作用，他们就会保护生命免受腐朽的侵蚀。他们朝着秩序、规律甚至是纯净前进。亚里士多德认为每种生命形式都有能量，那是一种被他称为"生机"或自动补充的力量。他甚至说，一切生物的"义务"就是实现自动补充。一颗种子或是一个鸡蛋体内蕴藏的力量会使它们变成更复杂的生物，不论是花朵、树木、小鸡还是人类。这种自动补充的过程不仅仅体现在人体物理层面的发展，它还在个体走向成熟和智慧的发展过程中延展自己。荣格和马斯洛也得到了相同的结论。荣格惊叹于"个体化"的过程，它使人类变得更加成熟平静。马斯洛称之为"个体实现"。他们认为自愈和自动补充就是生命本身的自然目的。

本书中疗法的目的都是强化所有生物的这种自愈和自动补充机制：从单一的细胞到整个生态系统，人类也包含在其中。每种方法都以自己的方式帮助身体不断努力达到平衡状态。所以，这些不同的方法都是协同作用的。因此，没必要选择一种方法的同时摒弃另一种。相反，它们彼此强化。比方说，写这本书时我翻阅了很多科学文献，在此过程中我发现每种单一的方法都恰好能够促进副交感神经系统的平衡。自主神经系统的这条分支能安抚平息身体和脑部的疼痛，让它们内部的诸多功能得以正常运转。因此，如果我们在练习达到心律协调时也按时锻炼，食用 ω-3 脂肪酸，或者通过眼动脱敏和再加工消除旧日情感创伤，会更容易体验到心情得到改善和压力得到缓解的舒适感受，因为所有的这些方法都有助于交感和副交感神经系统保持平衡。这么做，情感脑会重新启动，高效运转。

在现代医学中我们找不到"协调增效"这个概念。20 世纪 40 年代，医学发生了最为翻天覆地的变化。有史以来第一次，人类用具体可靠的治疗击败了令人胆寒的致死疾病。肺炎、梅毒、坏疽、结核病，所有这些疾病都输给了抗生素。在这种效果惊人的新药面前，所有曾经被认为会影响治疗的相关因素似乎都显得无关紧要了，只要服用抗生素就能药到病除。医生是否用心，病人是否注意饮食，甚至病人是否想要痊愈都不再重要了。他只需服用抗生素，然后疾病就会退散。

那些曾经对治疗至关重要的因素：医患关系、健康饮食习惯、病人的心态等，似乎都是过时误导的想法。伴随着抗生素这一突破性的发现，西方医疗脱胎换骨了，它不再考虑病人的病史、人际关系、生命力或自愈机制。人们开始用这种全新的、纯粹机械化的观点看待病人和疾病。这种看法开始突破感染病范围，以星火燎原之势蔓延至整个医疗领域。

如今，西方医学院大多重点教授某种具体疾病的诊断方法，以此选择某种具体的治疗方法。这种方法对急性疾病很奏效：用手术将阑尾炎病人的阑尾移除，给肺炎患者注射青霉素，哮喘发作就开皮质激素类等。然而，这种具体疗法对慢性疾病没有任何真正的疗效。它只有在慢性疾病最糟糕的时候才能发挥作用，比如哮喘和心脏病发作时，可是它对根本的病因束手无策。

就拿心脏病发作举例吧。一个垂危的女病人被送进了急诊室，她脸色苍白，恶心想吐，没法呼吸而且胸口剧痛。急诊室的医生很清楚应该做什么：几分钟后，他们会用短鼻氧气导管给她输氧，用硝化甘油（nitroglycerin）扩张她的血管，用 β 受体阻滞药（beta-blocker）减缓她的心率，用阿司匹林防止血块继续凝结，还有给她注入吗啡舒缓疼痛。不到十分钟，这个女人的生命就被拯救了。她能正常呼吸并和自己的家人说话，甚至能微笑了。从许多角度来说，这都是药物能做到的极限。

然而，尽管药物发挥了强有力的疗效，化腐朽为神奇，最根本的疾病却没有得到治疗——这女人的动脉被胆固醇炎斑逐渐堵塞了。直到今天，我们发现治疗根本疾病的最有效方法完全没有技术性可言。它由压力管理、锻炼和更均衡的饮食组成。这些变化的生活方式一起协同作用便能彻底地清洗动脉，很像清洗一条被污染的河流。

针对焦虑和抑郁的治疗同样如此。它们都是慢性疾病，同急性感染或胳膊骨折完全不同。慢性疾病是由于运转失常的身体系统之间复杂的相互作用导致的。同时，一些外界"污染"也会让病情加重，无论是不恰当的饮食习惯、创伤性事件还是长期的令人痛苦的关系。在长达数年的身体反常运作和外界的毒害之后，期望依靠单单一次或一种医学干预治疗就能让身体系统全面恢复平衡，或重新获得自愈的能力是很幼稚的。所有和慢性疾病（不论是哪一种疾病）打交道的行医人员都会同意这一点。唯一能改变这种长时间潜藏于体内的疾病的方法就是多种干预协同合作。即使是最墨守成规的心理治疗师和生物心理学家都要面对这一事实：心理治疗和药物的混合疗法比单一疗法对慢性抑郁更加有效。《新英格兰医学期刊》最近刊登了一项由几所大学中心共同发起的大型研究，这一令人印象深刻的研究证明了这一点。

为了战胜慢性疾病，我们必须利用所有可能的自愈机制。我们需要通过一些干预手法制定协同作用的疗法，打败疾病。这就是我在本书中讨论多种疗法的目的。即使我们单独研究了每种疗法并发现了它们的效果，最有效的方法还是因地制宜地找到最适合自己的协同疗法，这样才更有可能摆脱疼痛，重获生命的能量。

| 制订你自己的计划 |

我们分析了许多能够深入情感脑帮助其重塑规律的方法。所以，具体而言，我们要怎么开始？我们匹兹堡大学补充医学中心想出了一些简单的规则来帮助每一位病人选择最好的协同疗法。病人们可以按照详细的步骤逐步获得治疗。规则如下。

1. 练习心率协调

首要的任务是学习控制情绪。在生活中，我们都有一种自己偏爱的抗压方法。大多数时候，我们选择这样或那样的方法是因为市场上可以买到，而不是因为它特别有效或能滋养我们的情绪平衡。或许当突如其来的"压力"向我们发来第一次撞击时，我们就开始依赖巧克力、冰淇淋、啤酒、威士忌或香烟，或者我们只是躲在电视机前麻痹自己。目前为止，当生活没有给我们所求的或者所期待的东西时，这些都是最常见的选择。

如果我们去传统医学中寻找答案，很可能会看到人们每天都会服用一些抗焦虑剂，比如安定（Valium）、安定文（Ativan）或佳静安定

（Xanax），或者是一些抗抑郁剂，以期能起到点抗压效果。在 20 世纪 60 年代，美国几乎每一本医疗杂志都会刊登一则利眠宁（后被安定替代）的广告。广告中用写着："利眠宁，包治百病！"如今，医生们可能会劝我们服用百忧解、左洛复、帕罗西汀等药，而不是抗焦虑剂，但是本质并没有变。这些药物传达出的信息仍旧是"包治百病"。这一根深蒂固的念头解释了为什么这些药是如今最常开的处方药，也是带来最多利润的药物。

除医生之外，朋友们也会向你或你的孩子提出建议。如果他们有些迷茫或生活没有目的，他们可能会劝你丢弃那些你惯用的抗压方法，转而采用更刺激的非传统方法，如使用大麻、可卡因或海洛因。

很明显，只要有可能，我们最好还是选择利用情感脑和身体的自愈能力来达到认知和情绪之间的平衡，并且培养出对生活的自信。在匹兹堡，我们鼓励病人发现自己控制心率协调的能力，每当他们面对无法逃避的生活挑战时就利用这种能力战胜它，而不是向香烟或巧克力求助。学着进入心律协调状态之后，我们就会逐渐舍弃那些不那么健康，通常也不那么有效的抗压方式来迅速舒缓压力。以下方法能让你最大化心脏协调。

- 开始的时候重读本书前面介绍的心律协调练习，然后在每晚睡觉之前，练习呼吸和集中精神的技巧至少 10 ~ 15 分钟。这是练习的好时间，因为大多数人这时都从忙碌的家庭琐事或工作中脱身，独自一人面对自己。我们可以借此机会重新联结内在的那个自己，并且表达对身体和心脏的感谢和善意。从我们出生的那一天起，它们就日复一日地伴随着我们经历低谷和高潮。

在睡前，你通常无事一身轻，所以这样的锻炼方式只会加深你的睡眠。你不仅仅在这几分钟内迅速建立了与内在的联结并且享受内心的感觉，你还记住了与内心建立联结时的感受。正是练习这种感觉能让你在最需要它的时候，也就是面对巨大压力时，更轻易地将它唤醒！

- 最重要的一步是，当你的生活一团糟，因此生理机能也混乱不堪时，你要进行心率协调练习。当万事都不如意时，能对你的感觉立马产生最大改变的是你进入心律协调的能力：当交通堵塞时，当你被一个生气的司机怒吼时，当你的孩子拿着糟糕的成绩单回家时，当同事对你刚才阐述的观点冷嘲热讽时。在所有的情况下，我们只有两种选择：心情低落地接受它或者心律协调地接受它。
- 许多人达到心率平衡状态后，能够在没有电脑生物反馈系统的情况下感受到胸腔内洋溢着的轻快的放松感。有些人锻炼后感觉更舒服，如果他们此时能检测他们的心率，那么结果就会显示他们的心率正处于协调状态。因此，最好是买一个能在大多数个人电脑上运行的软件来测试自己。一周后或一个月后，通过这个软件来看看自己取得了多大进步，是否能够轻易达到心率协调状态。
- 最后，有些组织也提供心率协调的训练。

2. 面对痛苦的回忆

下一步，不管有没有可能，试着找出一件痛苦的往事，现在想起依旧会让你感到悲伤。如果谈论或只是想起那件事都会让你流泪，或产生强烈的愤怒，那么它没有得到解决。任何一段你主动回避的记忆都会在你的情感脑中留下痛苦的伤痕。

许多病人会低估过去伤痛的重要性。他们不了解旧日伤口会怎样继续影响他们对生活的感受，时不时地挑开旧伤疤，降低他们感知喜悦的能力。然而，几次眼动脱敏和再加工通常足以消除旧日痛苦带来的消极影响，并且让他们用一种全新、愉悦的态度面对生活。

- 因此，你应该考虑联系当地受到良好训练并且取得执照的心理分析师。然后，你可以问问你的家庭医生或朋友，看看他们有没有推荐的人选。和其他心理治疗方式一样，EMDR 在一个你信任的、关心你的、受过良好训练的治疗师手上才会发挥最好的效果。

- 你也应该询问一下，你的心理咨询费用是否涵盖在医疗保险的健康计划内。大多数保险公司的业务都包括 EMDR 治疗。然而，如果你的治疗师认为 90 分钟的治疗比较适合你（通常都是如此），那么你得做一些特别的安排。

3. 处理矛盾和改善关系

在解决完往事后，找出现在最重要人际关系中的长期矛盾也很重要，不论是在家里同父母、孩子、恋人以及兄弟姐妹的关系，还是在职场上同老板、同事或员工的关系。这些关系影响着我们的情绪生态系统。如果它们继续污染我们的情感生活，可能最终会妨碍我们的适应机制以及自愈机制。

另一方面，如果它们被净化了，我们就能踏上平衡和内在的和谐之路了。时不时地解决旧日创伤性伤口足以让我们的情感生活重获新生。一旦挣脱了"阴魂不散"的往事，我们通常就可能找到全新而健康的方式与重要之人建立联结。

通过非暴力肯定性沟通学习和他人进行有效的情感沟通能够直接有效地为我们的人际关系带来更多平衡。我们都应该不断尝试与他人更有效地沟通。除本书提到的方法之外，市场上还有能帮助你练习更有效交流方式的工作室。如果你最重要的冲突出现在一段亲密关系中，那么你还需要情侣治疗师或家庭治疗师的帮忙。

- 为了开始学习通过健康的情感沟通有效地说出自己的主张，请重新翻阅本书前面介绍的"解决冲突的六个要点提词卡"。把 STABEN 方法写在卡片上,并且经常练习,从你信任的人开始,然后在获得信心之后逐渐开始在其他关系中使用。就像故事中的那个父亲一样,最终你会不自觉地开始使用这个方法。

- 为了改善并进一步强化你的人际关系,重温"给心脏洗个澡"(BATHE),并把缩写 BATHE 写在卡片上。以一段棘手的人际关系开始,学着慢下来,倾听。很可能在这段关系中你会看见最显著的成效。第一次你甚至可能会想以与对方打电话的方式练习,因为这样就没人会注意到你用了卡片。

4. ω-3 脂肪酸效用最大化

调整饮食,重塑 ω-3 脂肪酸的必要平衡几乎对每个人都有好处。我们如今知道,"克里特岛饮食"(其中富含 ω-3 脂肪酸)能够将心脏功能修复至健康状态。新研究表明它能积极影响心率变异性并且减轻压力和抑郁程度。

每个人都至少应该考虑通过增加鱼类的摄入量(或是含有 ω-3 脂肪酸的蔬菜)以及减少不健康脂肪的摄入量来重塑饮食平衡。人们在服用随意开出的抗抑郁剂前,应该思考他们是否能通过调整饮食,补充摄入 ω-3 脂肪酸来达到效果。

- 开始摄入一些富含 ω-3 脂肪酸的食物。
- 考虑在你的食谱上添加一种鱼油补品。一开始每天服用一克二十碳五烯酸(可能是最重要的一种抗抑郁 ω-3 脂肪酸)。它的副作用很小,除非你一开始服用了超过胃能承受的剂量,才会偶尔出现腹泻或胃痛。如果你的嘴里有残留的鱼味,可以在进餐开始或晚上睡前吃。
- 问问医生你能不能吃香豆素或效果相同的药物华法林(warfarin)、

阿司匹林或其他会影响血液凝结的药物，因为 ω-3 脂肪酸会减弱血液凝结能力。你可能需要减少这些药物的使用量。

- 现存数据表明，ω-3 脂肪酸对于胎儿发展和防止产后抑郁都十分重要。然而，在怀孕期（特别是前 3 个月）以及哺乳期对饮食总是要格外谨慎。所以，如果你计划怀孕或正在哺乳期，你应该问问医生是否能够服用 ω-3 脂肪酸补品及其他相应的补品种类。

5. 通过锻炼让自己"兴奋"起来

所有的医生都会推荐病人按时锻炼身体。然而，即使锻炼的好处十分明显，他们也很少会对焦虑和抑郁症患者提出这样的建议。每个人都可以尝试一下，你只需要每周进行三次 20 ~ 30 分钟的锻炼。

- 记住，对于减缓压力和焦虑来说，最重要的是锻炼的频率而非强度。

- 选择你觉得很享受的运动。如果你更喜欢游泳，那么千万别强迫自己去跑步。唯一"不充足"的运动就是完全不运动！即使你一开始只跑 10 分钟或以极慢的速度慢跑，也比你什么都不做好太多了。一旦喘不过气来就减速开始慢走。当你能再次顺畅呼吸时，再开始加速。这样按时锻炼几周后，你就会感到越来越舒服，并且发现你需要更大的运动强度。但是这得花上好几周的时间，应保持耐心，还有善待自己。

- 可能的话，和一群跟你想法一致的人一同跑步，他们能激励你，并且将你拉出焦虑的泥淖。当然，这些人不能都比你强壮健康，因为你很可能会因此而产生挫败感。这不是让你和别人比较，而是从同伴中获得支持和动力来坚持每周锻炼。

- 一言以蔽之，锻炼成功的秘诀是 3 个 P：开心（Pleasure）、同伴

（People）和坚持（Persist）。

6. 迎着曙光起床

和健身相同，我们也该考虑从我们的起居习惯上稍微做一些改变，让身体在早晨更加平和地起床，这会给我们带来好处。要想重置生物钟，我们只需丢掉响个不停的闹钟，试着被日出仿真器轻柔地唤醒。

- 第一件事是保持作息规律：每天起床睡觉的时间保持不变。研究表明，情绪起伏不定的人能够通过规律的作息时间保持情绪冷静和平衡。当你由于忙碌而感到压力，或由于抑郁而影响睡眠时，要做到这一点很难，但是要想让生物钟重新与大自然同步运转，这是重要的一步。

- 然后，试着让日出的曙光唤醒你，调控你的身体，这有百利而无一害。夏天时，你可以不拉窗帘（虽然你不能控制日出的时间，因为每天的日出时间都在变化）。

- 为了控制日出唤醒你的时间，你需要一个日出仿真器。

- 为了让日出仿真器控制你的起床时间（而非第一束自然光照进房间的时候，因为你通常会起得更晚些），你需要确保窗帘或百叶窗完全阻隔室外的光线。当然，冬天不存在这个问题，因为我们一般在日出时都已经醒了。

- 你可以给你的模拟器定时，让它在你指定起床时间的 30 ~ 45 分钟前亮灯。试试不同的持续时间，找到最适合你的（虽然不是所有的日出仿真器的可供选择项都相同）。

- 虽然日出仿真器能给你的身体带来好处，但是这不意味着你可以减少睡眠时间。你仍旧需要保证充足的睡眠，第二天才能精神饱满。

7. 利用你的经络

诚然，针灸比其他疗法花费的时间和金钱更多。我们推荐针灸疗法的对象大多数时候不仅患抑郁和焦虑，而且还受身体疼痛或抑郁症引起的其他躯体问题的折磨。在这种情况下，中国的针灸能够同时解决这两种问题。如果身体长期忍受疼痛，克服抑郁症就会变得很难，但是由于针灸可以同时解决这两种问题，所以在这种情况下能发挥显著功效。

- 如果你想从名单中选择一位针灸师，记得要问问你的医生或朋友是否有推荐人选。

一名优秀的针灸师会花时间全面评估你的病史和病症，再开始用针刺激你的身体。他对你小心而体贴，而针刺入你身体的时候也应该是无痛的。而且，他应该能够和你的传统治疗医生及药物产生协调增效作用。如果一名针灸师对你承诺太多，或是要你远离以前对你身体奏效的传统疗法，那么你得多个心眼。

8. 寻找更大的联结

最后，对于我们大多数人来说，只有当我们为社区做出贡献，并且接受我们在其中扮演的角色时，才能获得真正的平静。或许，我们还会因此进入更大的格局，用身体体验联结感，并从中找到内心的平静和舒适。这种联结感不仅是与他人的联结，还有对超越我们本身的更宏大的奥秘的联结。那些幸运地成功建立这些联结的人通常会被推着向前，他们寻求的不是简单的幸福。不论是在顺境还是艰难中，他们都能从生命本身的意义中汲取能量。

- 花时间想想在你的直系家庭外，有哪些地方和哪些人会让你有一种"家"的感觉，他们的存在让这个世界变得更加美好。他们可能是城市里的一个公园、一片国家森林、一个当地学校、一个救济厨房、一个合唱团、一间教堂或寺庙，也可能是一个动物收容所，甚至是一个萨尔萨舞蹈小组。

- 有没有一些特别的目标、信念或哲学理念是你深信不疑的？在你心中，有没有一些东西能让世界上的万物变得更美好？可能是文学，也可能是保护野生动物的目标，或者是向宇宙的奥妙又迈进了一步以及同万物都建立了联结的感觉。

- 如果你能将"家"的感觉和你的信仰结合在一起，然后找到一件事或一个团体同时具有这两个东西并参与其中，想象一下，你会获得多少参与感，你能通过做自己，用自己的方法来为你的城镇做出多少贡献？

尾声

　　和每个 16 岁的法国男孩一样，我在高中毕业的时候读了阿尔贝·加缪（Albert Camus）的《局外人》（*The Stranger*）。我记得我当时完全无法理解这本书。

　　加缪是对的，这一切都很可笑。我们在这世上随波逐流，与同样迷茫的人偶然地相遇，做了一些自己都不理解的事，可这到头来却决定了我们人生的轨迹，生命结束的时候我们甚至都看不明白这一生的遭遇。幸运的话，我们或许可以诚实骄傲地说，至少我们意识到了人生的荒唐和可笑（如果是法国人，我们还会略微鄙视那些没有意识到这点的人）。人生没有什么其他可以期待的东西。

　　如今我 41 岁了，花了几十年的时间解决全世界男男女女的痛苦和困惑，能以一种截然不同的视角看待《局外人》。我认为，加缪笔下的主角与情感脑是失联的。他感觉不到自己的内心世界，也从没有试着去感受过：在母亲的葬礼上，他不能够感到痛苦和悲伤；和女友在一起时，他也无法感到快乐和依恋。他当然没法从社会贡献中得到任何生存的意义（这很符合这本书的标题，毕竟主角是一个"局外人"）。他也主动避免与任何超越我们本身的宏大事物建立联结。

　　然而，在数百万年的进化之后，我们的情感脑注定对四种东西有所渴求，这正是局外人否决的：同我们的身体和内心建立联结感、同几个人建立亲密关系、在社区中扮演着某种可以依赖的角色以及理解生命的奥妙。如果我们无法做到这四点，那么我们对生存目标的寻觅则是徒劳的，因为我们在这世上早已成了一个局外人。

在加缪写下《局外人》之后 50 年，神经学家达马西奥博士成功地解释了，正是那些让我们找到意义的事物给我们的身体和情绪神经元带来了生机，并在我们体内激起一阵阵的情感波动，正是这些情感波动给予了我们人生的深度和方向感。通过呵护人性中这些重要、基本的部分，我们最终能释放与生俱来的力量：自愈本能。

致谢

有人问我写这本书花了多久，我诚实地回答：几个月，加上在此之前的积累——我的一生。很多人帮助我形成了现在的观点。这其中包括现在还会经常浮现在我脑海中的学校老师，我想感谢的人很多，遗憾的是我只能在这里提到其中很少的一部分。

首先我必须感谢贝弗利·斯皮罗（Beverly Spiro）和路易斯·梅尔-马德罗娜（Lewis Mehl-Madrona），我有幸和这两位出色的医生一同学习和工作。他们的人性、优秀的工作能力和不断的鼓励为我在行医过程中所使用的许多新方法开启了思路。我们三人一同创办了桑迪赛德医院补充医学中心。我的挚友帕特丽夏·巴顿（Patricia Bartone），同时也是我在医学中心的同事，她在我必须回国时帮我获得了休息的机会。明知你要离开他们，还会帮你这么做的朋友是很少的，这也使他们显得分外珍贵。然后我要感谢团队中的所有成员：丹尼斯·米安斯奥（Denise Mianzo）、丹尼斯·狄汤马素（Denise DiTommaso）、盖尔·丹提诺（Gayle Dentino）、J. A. 布伦南（J. A. Brennan），以及那些教给我很多知识和那些在我离开中心很久后还不断鼓励我、帮助我的医生们。我欠你们所有人一份感谢。乔·德夫林（Jo Devlin）和我一起向家庭医学的住院医生们传授知识，在如何提高医患关系和给极端恶劣环境中的患者做心理治疗方面给了我许多建议。

医院图书馆管理员米歇尔·克莱因 - 弗迪信（Michele Klein-Fedyshin）

是一位极富创造力、工作高效的女士。多亏了她每天的来信，我才能在乡下写稿时顺利收集那些为本书观点提供科学依据的文件。那时我置身于田野中，身边只见羊群。通过弗迪信女士，我还得到了我在桑迪赛德医院的前同事的一如既往的支持，尤其是我的家庭医生兰迪·科尔布（Randy Kolb）、内科系系主任弗雷德·鲁宾（Fred Rubin）、家庭和社区医学系系主任大卫·布兰迪诺（David Blandino），我由衷地感谢他们。他们每个人都为我树立了榜样。

我想称赞匹兹堡大学医学院院长阿瑟·莱文（Arthur Levine）所具有的开明思想。或许是出于对 19 世纪俄国文学的共同的爱好，他虽然是一个赫赫有名的成功传统医疗大学医学院的院长，却也能对我开创的补充医学中心抱着包容的态度。让·科特劳（Jean Cottraux）是法国里昂神经医院焦虑障碍治疗部的部长，他一直毫不吝啬地向我传授精神病学治疗方面的宝贵经验。我希望能向他表达我真挚的谢意，感谢他在法国对我的盛情款待与他的支持和建议，即使他可能并不完全同意我在本书中的观点。

本书中出现的所有观点都始于我和乔纳森·科恩（Jonathan Cohen）的相遇。他现在是普林斯顿大学心理、大脑和行为研究中心的主任。那几乎是一场出乎意料的相遇。我们都来了匹兹堡，一路彼此相伴，从精神病学的训练直到研究大脑的电脑模型。我立马被乔纳森的勇气、温暖、美好的微笑以及敏锐的大脑所吸引。从那以后的八年里，我们一直彼此相伴，一起学习大脑，也学习如何面对失败和成功，面对分别和孤独，在人生不顺的黑暗时刻，用友情的温暖光芒支持彼此。

我还要感谢匹兹堡大学精神病学系的现任和前任系主任大卫·库普弗（David Kupfer）和托马斯·德特雷（Thomas Detre）。二十年前，他们相信我的潜能，并邀请当时还是一个外国学生的我来到匹兹堡大学追逐自己的所爱。从那天起，他们就一如既往地支持着我，不管我日后追随着我的事业去了哪里，即使他们完全离开了神经病学领域，他们给予我的这份支持也从未消退。

我的论文指导老师西蒙和一直给我建议的麦克莱兰都是可敬可佩的人，是他们教会了我，科学思考就意味着勇于挑战和细致严谨。

在我生命中接触过的从事临床研究的人中，没有谁能像 EMDR 的创始人芙朗辛·夏皮罗（Francine Shapiro）一样让我印象深刻。芙朗辛才华横溢，敏感而富有勇气，在面对逆境时，甚至是面对他人的诽谤中伤时仍旧斗志满满。我想向她对科学的尊敬和对自己医疗方法的实证研究致敬，我坚信她的医疗方法是值得探索的。

我的心理分析师朱迪斯·沙克特（Judith Schachter）让我相信自己，做心中所想。她慷慨而热情，我永远不会忘记那时，已经是美国精神分析协会会长的她打破传统医疗规则，握着我的手接受我的请求的那一天。

奥尔佳·捷列什科（Olga Tereshko）的俄罗斯之魂，她的力量、热情、幽默和通透的智慧给了我无与伦比的爱，并彻底影响了我对人性的看法。没有她的鼓励和支持，我不可能在那个犹豫不决的时刻离开当时我已获得一些成就的传统医学之路，而去开辟另一条路。

在我所有的家人中，我要感谢我的儿子萨夏（Sacha）。那天我握住了他的小手，也因此下定决心写下这本书。我的哥哥爱德华（Edouard）一直坚定不移地陪着我，他对本书的看法一直洞若观火而且让我受益匪浅。多亏了我的哥哥富兰克林（Franklin）在交流和同媒体之间关系方面的建议，我才能避免犯下写书的新手都会犯的错误。而我的哥哥埃米尔（Emile）的力量、决心和勇气长期以来一直是我学习的榜样。我的母亲萨拜恩（Sabine）看着我一路长大，在我的一生中一直都给予我无私的帮助，她真是全世界最棒的母亲。我的叔叔让 - 路易斯（Jean-Louis）怀着友爱的善意安排了我回法国的旅程，而且还时不时地极力说服我回国。他教会我如何写一本缺乏学术背景的普通大众也看得懂的书，本书最初的书名（"Guérir"，在法语中的意思是"治愈"）也出自他手，我深深地感谢他。我也很感谢姨妈伯纳黛特（Bernadette）和她的儿子迭戈（Diego）在危难时期对我的真诚和支持，没有他们，我很难想象自己还能否按时交稿。而莉莉安（Liliane）永远是那么的忠实，她理解并考虑到所有事，四十年来一直事无巨细地组织张罗家事，多亏了她我才能安心做项目。安妮克（Annick）用她温柔的方式帮助妈妈抚养我长大，也长期为家庭做出了贡献。最后，我要感谢岳父阿纳托尔（Anatole）和岳母塔玛拉·捷列什科（Tamara Tereshko），他们在我忙于开拓事业新版图时付出大量的时间和精力帮我照看萨夏。

让本书顺利诞生的"助产士"是玛德莱娜·夏普萨尔（Madeleine Chapsal），谢谢她让我在她那宁静怡人的乡间别墅，位于法国雷岛上的小小天堂的"白屋"里安心写作。从我 15 岁起，玛德莱娜就鼓励我写作。我到今天还记得她对我高中毕业的试题：有关存在主义哲学家梅洛－庞蒂（Merleau-Ponty）的论文所作出的评价。正是在中梅洛－庞蒂的房间里我写下了本书的第一句话。当我被迫与世隔绝地埋头写作时，我们俩共处了数周，一起享用许多美味的鱼肉，也一起纵情欢笑。

我的朋友伯努瓦·牟尔桑（Benoît Mulsant）、莫里斯·巴里克（Maurice Balick）、海蒂·弗尔德曼（Heidi Feldman）、塔玛拉·科恩（Tamara Cohen）、尼高斯·彼狄阿狄达克斯（Nikos Pediaditakis）和洛蒂·加夫尼（Lotti Gaffney）都以他们各自的方式参与决策，这才有了本书的各种观念。尽管我对他们漫不经心又三心二意，他们仍对我耐心而忠诚。海蒂的力量、勇气、宏大的医学视角以及强大的信念可能改变了我们中心在创始之初就惨遭夭折的命运。

在周日晚上和牌友们共度的美好时光让我觉得活着真好。我们之前是在匹兹堡，现在是在巴黎一起打牌。我要感谢克里斯蒂·冈斯（Christine Gonze）、马吉德（Madjid）、约瑟夫（Youssef）、伊莎贝尔（Isabelle）、伯努瓦（Benoît）、杰拉尔丁（Géraldine）和尼古拉斯（Nicolas）。我自行将自己放逐在外了 20 年后，和我的牌友第一次在匹兹堡相遇时，再一次发现了祖国对我的"吸引力"，纯粹是因为打牌的乐趣和那些一起放声大笑的时间。这让我更清楚地看到，有时我那苦行僧般的生活缺了点什么，以及对于治愈我自己的心灵来说重要的是什么。

在成书的关键时刻，罗伊（Roy）和苏茜·多兰斯（Susie Dorrance）以及他们 24 岁时死去的女儿艾米丽（Emilie）相信这本书。在我认识的所有人中，从没有人与我萍水相逢却对我如此慷慨。他们的善良会深深地刻在我心上。我只希望我对得起他们对我的信任。我也要感谢拉科塔（Lakota），他不断探索着情绪、社区融合和宗教仪式的奥妙，他的观点带给了我启示。

我也要感谢迈克尔·莱纳（Michael Lerner）。他可能是当代最令人着迷的美国知识分子之一。他一生都在实践自己所想，永远做好准备同社会抗争，解决重要的问题。谢谢你，迈克尔，谢谢你看着我的眼睛对我说"你必须写这本书"。

我很感谢我在纽约的经纪人卡罗尔·曼（Carol Mann）。首先，因为在这本书还没动笔的时候，我必须告诉我的朋友还有我自己，我真的在纽约有一个经纪人！但是更重要的是，多亏了卡罗尔超凡的判断力和专业水平，我才能把脑海中行医的模糊想法转变成一本实际存在的、便于阅读的书。我还想感谢罗代尔（Rodale）的编辑玛瑞斯卡·凡·阿尔斯特（Mariska van Aalst）对本书别无二心的全情投入，以及爱米·罗德斯（Amy Rhodes）在本书出版过程中付出的心血以及对我的鼓励。当本书还只是个停留在我脑海中的不完备想法时，我最早和一些出版商讨论过本书，并得到了他们的信任，而爱米就是其中一人，她相信这会成为一本振奋人心的书。

如果没有我的助手德尔菲娜·佩古尔（Delphine Pécoul）的耐心和高超的组织能力以及我的朋友丹尼尔·斯特恩（Daniele Stern）对我从未消退的友情（他在截稿日期前数周，帮我把本书所有缺失的部分拼在一起），我不可能有机会专心处理本书最重要的那些部分。

最后，我想向我的父亲让–雅克（Jean-Jacques）致敬，这本书的每一页都充斥着他的精神。我还记得在我还是个孩童时，便看着他在诺曼底的家中伏案疾书《美国人的挑战》（*The American Challenge*），整个夏天都是如此。那本书提出的想法十分新潮而又充满争议，打开了世人的思路。而我坐在同一张桌前写下了《自愈的本能》的提纲，那一稿的提纲是本书第一稿也是最后一稿的提纲。

2003 年 8 月

于雷岛

版权声明